博碩文化

博碩文化

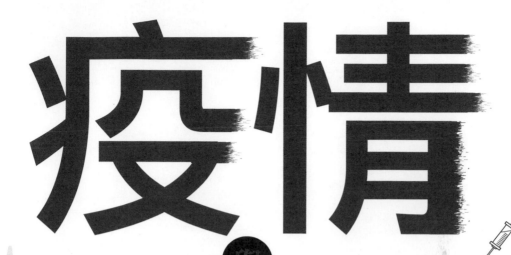

疫情與醫學

[病毒 × 免疫系統
疫苗 × 生命倫理]

Kevin Chen
—陳根—

著

從科學的角度，一起深入探討疫情與醫學，
以及疫情與社會之間的相互關係

博碩文化

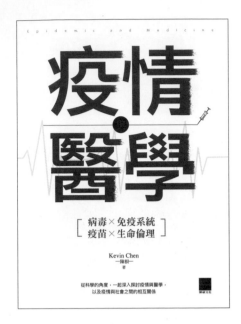

Epidemic and Medicine

疫情與醫學

[病毒 × 免疫系統]
[疫苗 × 生命倫理]

Kevin Chen
—陳根—
著

從科學的角度，一起深入探討疫情與醫學，
以及疫情與社會之間的相互關係

博碩文化

作　　者：Kevin Chen（陳根）
責任編輯：黃俊傑

董 事 長：陳來勝
總 編 輯：陳錦輝

出　　版：博碩文化股份有限公司
地　　址：221 新北市汐止區新台五路一段 112 號 10 樓 A 棟
　　　　　電話 (02) 2696-2869　傳真 (02) 2696-2867

發　　行：博碩文化股份有限公司
郵撥帳號：17484299　戶名：博碩文化股份有限公司
博碩網站：http://www.drmaster.com.tw
讀者服務信箱：dr26962869@gmail.com
訂購服務專線：(02) 2696-2869 分機 238、519
（週一至週五 09:30 ～ 12:00；13:30 ～ 17:00）

版　　次：2023 年 4 月初版一刷

建議零售價：新台幣 450 元
I S B N：978-626-333-437-3
律師顧問：鳴權法律事務所 陳曉鳴律師

本書如有破損或裝訂錯誤，請寄回本公司更換

國家圖書館出版品預行編目資料

疫情與醫學 / Kevin Chen(陳根) 著. -- 初版. --
　　新北市：博碩文化股份有限公司，2023.04

　　面；　公分

ISBN 978-626-333-437-3(平裝)

1.CST: 醫學 2.CST: 公共衛生 3.CST: 通俗作品

410　　　　　　　　　　　　　　112003549

Printed in Taiwan

博碩粉絲團　　歡迎團體訂購，另有優惠，請洽服務專線
　　　　　　　(02) 2696-2869 分機 238、519

序言

作為前所未有的公共衛生突發事件，2020 年新冠肺炎疫情徹底改變了世界。

新冠疫情以一種猝不及防的姿態打碎了曾經直線型的、平滑的、可預測的社會，在某種意義上成為改寫或重塑人類歷史進程的「黑天鵝」事件，引發了現代史上空前的全球性危機，沒有人能躲過這場危機，世界上的每個人都因此陷入了幾十年未曾有過的艱難境地。新冠疫情造成了全球上億人感染、數十萬人死亡，極大地衝擊了當今時代的政治經濟格局，不同的問題在各個領域不斷地湧現出來，從教育到醫療，乃至社會意識形態均面臨大考。

同時，疫情作為一個醫學事件，也引發了現代科學史上最大的轉捩點。2019 年秋天，由於沒有人知道新冠疫情的存在，科學界對新冠肺炎病毒的研究幾乎為零；2020 年年末，疫情已蔓延至 200 多個國家，這引發了科學界前所未有的努力，導致了科學研究重點的大轉變。成千上萬的研究人員暫時放棄了此前耗費大量精力的研究課題，轉而開始研究這一流行病。

疫情暴露了過去人們忽視的傳染病威脅，將傳染病研究成果推向了大眾。大約 90 年前，人類還不能觀察病毒。但是在 2020 年，在第一例 COVID-19 病例被發現後 10 天，中國科學家就上傳了 SARS-CoV-2 的病毒基因組序列。10 個月後，已有將近 20 萬個病毒序列被上傳。對於現代醫學來說，從沒有任何一種疾病，在這麼短的時間內，受到如此強烈、如此多的綜合學科的重視。

在科學研究新冠病毒化的趨勢下，科學家們揭示了 SARS-CoV-2 與野生蝙蝠中的其他冠狀病毒（可能的宿主）相比的情況；它如何滲透和協同我們的細胞；免疫系統如何對其過度反應，進而產生新冠肺炎的症狀。疫情加速了

科學資訊的分享，更讓傳染病研究成果帶入了公眾的視野，推向大眾。可以說，人們對這種病毒的瞭解比歷史上任何一種病毒都要快。

當然，疫情也暴露出科學研究的諸多問題，比如學術界的惡性競爭迫使研究人員利用疫情博取聲量、追名逐利，以及產生一系列平等、生物醫學偏見等。疫情期間，大量科學家湧入 COVID-19 領域，以犧牲學術嚴謹性為代價，產出大量草率、充滿功利和炒作性的研究。

同時，科學研究也受到公權力的干預，甚至和公權力捆綁，曾經被認為是預防控制傳染病最經濟有效的疫苗，卻讓人類付出了巨大的健康代價。大規模的接種隨之而來的是，民眾對於疫苗安全性和效力的擔憂；疫苗副作用所造成的不良事件，則成為人們心裡殘留的陰影；疫苗效力的背後卻是利益當道的隱情。

如今，雖然我們已經進入後疫情時代，但過去三年，疫情給我們帶來不少重要的啟示。本書撰寫於疫情期間，將疫情視為一個醫學事件，從醫學的角度出發，對疫情期間的科研成果進行平易近人的科普和解說，包括新冠病毒究竟是一個怎麼樣的病毒，新冠病毒為何會變異，新冠病毒又是如何感染人類的，以及新冠病毒如何影響人體免疫力等等。同時，本書聚焦於新冠疫苗，闡述新冠疫苗對於人體的作用原理，揭曉新冠疫苗開發和推廣背後的內情，本書還特別提到了少為人知的疫苗副作用問題，並給出對應疫苗副作用的方法和途徑。全書從科學角度，深入探討了疫情和醫學、疫情和社會的相互關係，語言生動、內容詳實、論述嚴謹，適合每一位對疫情有所困惑，想要改善後疫情時代自身健康狀況的讀者。

目錄
Contents

Chapter 1　從病毒現象到病毒真相

1-1　新冠病毒知多少 2

　　突發公共衛生事件 2

　　新冠病毒持續突變 4

　　從 Delta 到 Omicron 6

　　強感染，弱危害 8

　　病毒到底是如何跨界感染人類的 11

　　Omicron 是一個什麼樣的病毒？ 14

1-2　從進化的角度看今天的病毒 16

　　從病毒起源到病毒演化 16

　　沉睡在人體中的病毒 21

1-3　英國啟動人體實驗 24

　　主動感染新冠病毒 24

　　感染的人怎麼樣了？ 26

1-4　核酸採集，另有隱情 28

　　新冠感染如何檢測？ 28

　　為什麼要取消核酸檢驗？ 29

　　核酸是否常態化，需先回答三個問題 33

Chapter 2　免疫的奧秘

2-1　**了解我們的免疫系統** 36

　　各司其職的免疫細胞 36

　　先天性免疫和獲得性免疫 40

　　免疫系統的力量 42

2-2　**需要擔心後遺症嗎？** 45

　　任何疾病的感染都會有後遺症 45

　　新冠後遺症是怎麼回事？ 48

2-3　**從人體免疫到疫苗科學** 53

　　什麼才是最好的疫苗？ 53

　　疫苗之下的免疫原理 55

2-4　**揭秘抗體依賴增強效應** 57

　　好抗體和壞抗體 57

　　來自登革熱疫苗的驚人發現 58

　　無效抗體其實就是壞抗體 60

2-5　**凝聚一場「沉默的海嘯」**... 63

　　新冠病毒也有 ADE 效應？ 63

　　疫苗研發週期暗示了抗體的秘密 65

Chapter 3　神奇的兒童免疫力

3-1　疫情下的優勢群體 68

　　不要小看兒童的免疫 68

　　兒童免疫力和成年人有什麼不同？ 70

3-2　新冠病毒，為啟動兒童免疫助力 73

　　當兒童與新冠病毒狹路相逢 73

　　病毒啟動了兒童免疫基因 76

　　疫情下的兒童肝炎 79

3-3　成人比不過的聰明免疫 82

　　完整的病毒獲得完整的免疫 82

　　聰明的兒童免疫力 83

3-4　新冠病毒並不可怕 85

　　兒童新冠住院率，比流感還低 85

　　美國已經完成兒童群體免疫 88

Chapter 4　從病毒之猖到疫苗之殤

4-1　新冠疫苗的誕生 92

　　大流行下的疫苗研發 92

4-2　腺病毒載體疫苗有什麼問題？ 97

　　開發一款疫苗需要經歷什麼？ 94

4-3 走紅的智飛疫苗 100

　　保護效力怎麼樣 100

　　沒有回答的三個問題 103

4-4 mRNA 疫苗，從開發到停止繼續開發 107

　　為什麼智飛疫苗不如 Novavax？ 105

Chapter 5　不活化疫苗的安全陷阱

5-1 不活化疫苗暴露安全隱憂 112

　　不活化疫苗「最安全」？ 112

　　三問不活化疫苗 115

5-2 不活化疫苗副作用之謎 118

　　健康基礎指標的異常波動 118

　　免疫保護只管三個月？ 125

　　接種疫苗和自然感染有何區別？ 127

　　免疫細胞四降一升？ 129

　　讓人體更容易感染病毒？ 134

5-3 不活化疫苗和白血病有什麼關係？ 135

　　從不活化疫苗到白血病 135

　　答非所問的背後 137

5-4 面對疫苗的不良反應 141

　　日本是怎麼做的？ 141

「消失」的疫苗接種不良反應監測系統 143

回顧 9 次重大疫苗事故 145

Chapter 6　對抗新冠的代價

6-1　疫苗研發，不可忽視生命倫理 150

　　生命倫理和接種難題 150

　　美國為什麼興起疫苗反對潮？ 152

　　不要忘了接種的目的 154

　　人類社會的一場災難 158

6-2　新冠疫苗正在失勢 161

　　感染過新冠，還需要接種疫苗嗎？ 161

　　最強疫苗也防不住 Omicron ？ 163

　　疫苗失效也能抗病毒？ 166

　　要命的疫苗 168

6-3　利益當道的疫苗接種 171

　　美國：假借緊急狀態推廣疫苗接種 171

　　中國：疫苗推廣背後的隱情 173

　　一場與大眾的心理博弈遊戲 174

6-4　疫苗無小事 177

　　疫苗接種需要堅持什麼原則？ 177

　　疫苗研發需遵循嚴格準則 181

Chapter 7　如何修復免疫系統？

7-1　從人類基因看病毒演化 184

　　認識細菌和病毒 184

　　先有細菌還是先有病毒？ 186

　　人類的基因為什麼會有病毒的片段？ 188

7-2　神奇的免疫系統 190

　　什麼是先天性免疫？ 190

　　什麼是後天性免疫？ 192

　　與自然博弈的最強力量 194

7-3　人體免疫與發燒之謎 195

　　我們為什麼會發燒？ 195

　　如何提高我們的體溫？ 198

從病毒現象到
病毒真相

1-1　新冠病毒知多少

1-2　從進化的角度看今天的病毒

1-3　英國啟動人體實驗

1-4　核酸採集，另有隱情

1-1
新冠病毒知多少

突發公共衛生事件

2019 年底，中國武漢爆發了新型冠狀病毒感染的肺炎，簡稱新冠肺炎（Corona Virus Disease 2019，COVID-19），其病原體是改變當前世界的「新型冠狀病毒」。

「冠狀病毒」因其在電子顯微鏡下呈現的標誌性冠狀結構而得名，該結構為 S 糖蛋白在病毒包膜表面形成的輻射狀刺突。微觀結構顯示，冠狀病毒包含兩種主要的包膜蛋白：S 糖蛋白和 M 蛋白。前者是受體結合和細胞融合的主要抗原，後者參與出芽和包膜形成過程，並在病毒顆粒組裝中發揮關鍵作用。

根據基因組與結構的不同，冠狀病毒可分為 4 大類，其中 α 類與 β 類只會感染哺乳動物，γ 類與 δ 類則主要感染鳥類。全球第一例已知冠狀病毒為禽傳染性支氣管炎病毒，1937 年被分離出來，確認是引發雞群重度感染的病原體；第一例人冠狀病毒則於 1965 年從人類鼻腔中分離出來，體外擴增結果顯示，該病毒已在人類中存在至少 500 ～ 800 年，起源於蝙蝠。

長期以來，冠狀病毒作為重要的動物病原體，可引發哺乳動物和鳥類的呼吸道及腸道疾病和人類輕度、自限性上呼吸道感染，如普通感冒（15 ～ 30%）或肺炎，也可引發人類胃腸炎等。已知冠狀病毒中，有 6 種可引發人

類疾病，包括：HCoV-229E、HCoV-OC43、HCoV-NL63、HCoV-HKU1、SARS 病毒和 MERS-CoV。其中，前 4 種為局部流行性疾病，主要引起輕度自限性疾病，而後兩種可引發重症。

2002 年和 2012 年發現的 SARS 病毒和 MERS-CoV 均屬於 β- 冠狀病毒，並由於其對人類的高威脅性被列入 WHO 高威脅清單。冠狀病毒引發的高患病率對人類健康構成持續威脅，而冠狀病毒的高致病性則依賴於其靈活的基因重組和快速的適應性突變。一方面，單鏈 RNA 在複製過程中使用的 RdRP（RNA 依賴性 RNA 聚合酶）具有 1,000,000 個突變 / 位點 / 複製的固有錯誤率，可導致連續點突變；另一方面，當兩種冠狀病毒共同感染同一宿主時，可從對方的基因組中獲得數百或數千城基對的基因組片段，以增加自身生態位元點或成為新病毒。

2019 年底在中國武漢爆發的大規模呼吸系統疾病中分離得到的 2019-nCoV，已成為第七個能夠引發人類疾病的離散冠狀病毒種屬，表徵為 β- 冠狀病毒。進化分析顯示，新型冠狀病毒與來自中華菊頭蝠（中國馬蹄蝠的一種）的蝙蝠 SARS 樣冠狀病毒最為相似，核苷酸同源性達到 84%。與人類 SARS 病毒的核苷酸同源性達到 78%，與 MERS 病毒的同源性達到約 50%。

當時適逢中國的農曆春節，人員流動性很大，疫情迅速擴大和蔓延，從湖北省迅速擴大到華中其他地區。同時，世界範圍內病例逐漸增多。很快，2020 年 1 月 30 日，世界衛生組織（WHO）就宣佈本次疫情為「國際關注的突發公共衛生事件」（Public Health Emergency of International Concern）。

新冠病毒持續突變

新冠病毒最大的特點之一，就是容易變異。

究其原因，從病毒結構來看，病毒是由一個核酸分子和蛋白質構成的非細胞形態，靠寄生生活的有機物種。病毒分為 DNA 病毒和 RNA 病毒兩大類。其中，DNA 病毒可以分為雙鏈 DNA 病毒、單鏈 DNA 病毒、雙鏈 DNA 逆轉錄病毒三種；RNA 病毒又可以分為雙鏈 RNA 病毒、（+）單鏈 RNA 病毒、（-）單鏈 RNA 病毒和單鏈 RNA 逆轉錄病毒四種。

在病毒從基因組到蛋白質的轉變中，需要生成 mRNA 以完成蛋白質的合成和基因組的複製，不同的病毒家族完成此過程的機制存在差異。而與 DNA 病毒疫苗相比，RNA 病毒的穩定性更差，變異速度更快，突變率也更高。

新冠病毒就是一類（+）單鏈 RNA 病毒。新冠病毒所包含的單鏈 RNA 相當於細胞中的 mRNA，可以直接在細胞內翻譯出所編碼的蛋白質，如衣殼蛋白和病毒的 RNA 聚合酶。隨後，在病毒 RNA 聚合酶的作用下複製病毒 RNA，最後病毒 RNA 和衣殼蛋白自我裝配形成成熟的病毒顆粒。

新冠病毒作為一種有包膜的（+）單鏈 RNA 病毒，與 SARS-CoV 和 MERS-CoV 同為 β- 冠狀病毒，是感染人的第 7 種冠狀病毒，主要結構蛋白包括 S 蛋白（棘突）、E 蛋白（包膜）、M 蛋白（跨膜）和 N 蛋白（核衣殼）。

在新冠病毒的四種結構蛋白中，S 蛋白上的突變位點最多，也最關鍵。這是因為，S 蛋白是新冠病毒與人體結合而發生感染的關鍵蛋白，新冠病毒主要就是透過 S 蛋白與宿主細胞表面 ACE2 受體結合感染宿主細胞，這也讓 S 蛋白成為絕大多數新冠疫苗發揮保護效力的靶標蛋白。

2021 年 2 月，權威期刊《細胞‧宿主與微生物》（Cell Host & Microbe）上曾刊登一篇論文，全球第 1 次系統磁片點了病毒變異的內容。以截至 2021 年 1 月 11 日 GISAID 資料庫的 355067 個新冠病毒基因組序列為研究物件，研究人員在這 35 萬多條基因組序列中發現：

接近 30000 個突變；3823 個新冠病毒突變株具有代表性，也就是基因突變影響了病毒的特性；130 個能持續遺傳的核酸突變位點（這些突變能在人群中傳播和擴散）；75 個突變為非同義突變（會導致病毒蛋白質發生改變，影響傳播能力或致病能力）；24 個平行突變位元點（不同地區的新冠病毒同時產生了同樣的突變位點），而這樣的突變則有可能提高病毒的適應性和生存能力。

另外，美國邁阿密大學發表的研究將新冠病毒發生變異分為 2 個階段：2019 年 12 月至 2020 年 7 月，隨著新冠病毒在全球的傳播範圍越來越大，突變速率也逐漸加快；2020 年 8 月至 12 月，新冠病毒已經在全球大部分的國家‧地區廣泛傳播，突變速率也達到相當高的水準。

但是，並不是所有發生突變的新冠病毒都能生存下來。事實上，大多數突變對病毒的生存具有不利影響，攜帶不利突變的病毒株因不能適應環境，而逐漸消失殆盡；但少數突變會增強病毒的感染性或傳播能力，慢慢演化成優勢的變異病毒株。而引起全球範圍內疫情反覆上行的新冠病毒突變株，正是從這麼多新冠病毒突變株中脫穎而出的變異病毒。從變異株 Alpha（Alpha B.1.1.7）到 Beta（Beta B.1.351），再到 Gamma（Gamma P.1）和 Delta（Delta B.1.617.2），每次變異，新冠病毒都擁有更強的傳播力。

從 Delta 到 Omicron
·······················

　　在 Omicron（中國稱作奧密克戎）以前，Delta（德爾塔）曾是新冠病毒中的「毒王」。自 2020 年末首次在印度出現後，Delta 病毒株在很短的的時間裡，就成為了世界大部分地區的主要流行株。Delta 病毒株與尼泊爾、東南亞等地的新冠疫情反彈有著密切的關係，其在英國和美國的傳播更讓人們清楚看到了它的危險性──Delta 的傳播力比 2020 年末在英國發現的傳染性極高的 Alpha 病毒株還要高出 60%。

　　一方面，Delta 變異株相較於其他變異株，在 S 蛋白上新增了 3 個重要突變「L452R」、「T478K」和「P681R」。其中，L452R 突變既增加了 S 蛋白對受體的親和力，又降低了抗體識別，包括恢復期血清中存在的抗體以及一些臨床上重要的中和單克隆抗體的識別；T478K 突變會直接增強 S 蛋白和受體的相互作用，並以此逃避免疫系統監視；P681R 突變可間接增強 S 蛋白介導的病毒入侵細胞過程，從而增加病毒的傳染力。

　　另一方面，突變除了增加病毒與受體結合的可能，以獲得更大機會進入人體，Delta 還帶來了更高的病毒載量，這也是 Delta 病毒株逐漸演化成優勢變異病毒株的原因所在。要知道，在病毒從基因組到蛋白質的轉變中，需要生成 mRNA 以完成蛋白質的合成和基因組的複製。新冠病毒進入細胞，正是為了利用宿主的「細胞工廠」，為自己生產新的核酸和蛋白，即在病毒 RNA 進入細胞後，細胞質中的核糖體將病毒 RNA 翻譯成多種蛋白質，包括參與 RNA 合成的蛋白質和製造新病毒顆粒的結構蛋白。透過這種方式，病毒完成了自我複製。

　　在這個過程中，新冠病毒會打壓其他 mRNA 的翻譯。新冠病毒蛋白 Nsp1 是病毒 RNA 進入之後最早翻譯的一批蛋白之一，它會招募宿主的相關酶，切碎所有沒有打上病毒標籤的 mRNA。

同樣在 Nsp1 的作用下，進入通道被阻斷，mRNA 無法進入核糖體內部，細胞內總蛋白質翻譯將減少 70%。值得一提的是，與其他呼吸道病毒相比，新冠病毒感染誘導的干擾素水準顯著降低。在完成病毒自我複製後，病毒 RNA 和衣殼蛋白就將自我裝配形成成熟的病毒顆粒，這個時候，新生的新冠病毒就需要離開細胞。與其他冠狀病毒的 S 蛋白的 S1 和 S2 亞基的連接處是 1 個精氨酸不同，新冠病毒的連接處是一段由 5 個氨基酸組成的短肽。

這段短肽剛好構成另一種蛋白酶，即 Furin 蛋白酶的切割位點，這使得 S 蛋白結構變得鬆散，才能夠快速進入細胞。而在 Alpha 和 Delta 病毒株中，這條短肽進一步進化了，脯氨酸分別被替換為組氨酸和精氨酸。這兩種變化都會降低序列的酸性，提高 Furin 蛋白酶的識別、切割效率。

也就是說，在突變病毒株中，更多的 S 蛋白整裝待發，能夠感染人類細胞。對於此，德克薩斯大學加爾維斯頓分校的病毒學者 Vineet Menachery 表示，在 SARS 病毒中，修飾好的 S 蛋白只有約 10%，但在 Alpha 病毒株中上升至 50%，在 Delta 病毒株中，則超過 75%。這樣的機制讓 Delta 當之無愧地成為病毒優勢病毒株。

然而，Omicron 的出現還是打破了 Delta 的「統治」，並迅速取代 Delta 成為了新一任的「毒王」。

Delta 最早於 2020 年 10 月在印度發現，直到 7 個月後的 2021 年 5 月，它才獲得世衛組織的命名。然後，在全球 200 多個國家開始大範圍傳播。由於具有較強的免疫逃離能力，Delta 很快就成為了全球流行的新冠病毒優勢種。而 Omicron 最初於 2021 年 11 月 11 日在南非鄰國波札那被發現，3 天後，也就是 14 日，南非就記錄了全球首個 Omicron 感染病例。11 月 25

日，南非國立傳染病研究所宣佈確認這是最新的變異病毒株，稱這種變異株具有高感染力和疫苗難以起作用的免疫逃避風險。此時，南非豪登省已確診77 例，波札那 4 例，香港 1 例。

2021 年 11 月 26 日，距離 Omicron 被發現僅相隔短短兩周後，Omicron就獲得世衛組織的命名，並快速以驚人的速度席捲整個南非。兩周的時間裡，Omicron 變種已經取代了 Delta 病毒株，成為南非新增確診病例中主要流行的變種，佔新增總數的 75% 以上。後來的事情大家也都知道了，2022 年 1 月 9 日，世衛組織表示，Omicron 已經攻陷了全世界，正在取代Delta，成為主要流行病毒株。

在澳洲，新冠新增病例從 1 萬到 10 萬僅僅花了 2 週的時間，增幅達全球第一。維多利亞州新冠新增病例在十天內就翻了 10 倍。從英國的情況來看，從 2021 年 12 月 22 日起，英國的每日新增新冠陽性就一直在 10萬人以上。英國 2022 年 1 月 7 日新增新冠陽性超 17 萬例，近 100% 都為Omicron，Delta 幾乎完全從新英格蘭消失了。可以說，免疫逃離之快是新變種 Omicron 的最大特點。

強感染，弱危害

Omicron 之所以能造成如此之快的傳播，是因為其突變的特殊性。眾所皆知，新冠病毒主要利用刺突蛋白感染人類細胞，同時免疫系統也透過識別刺突蛋白來消滅新冠病毒。相比於 Delta 變體，Omicron 變體刺突蛋白新增了 35 個基因突變。這一突變數量，相當於 Delta 的兩倍。而這些突變將使得 Omicron 更有效地進入細胞，躲避免疫系統追殺以及增強感染性。

Omicron 的強免疫逃逸能力和強感染性確實在一開始給世界帶來了恐慌——Omicron 一經公佈，幾十個國家對往返南非及其鄰國的旅行都實施了限制。但是隨後相關研究報告的發表，又給世界帶來了希望——Omicron 的危害性似乎要遠小於 Delta。

根據英國衛生安全局的估計，相較於 Delta，感染 Omicron 的人需要住院的可能性降低了 50% 至 70%。英國衛生安全局基於對 132 名於 2021 年 12 月 20 日前在英格蘭尋求入院治療的 Omicron 感染者進行了分析。結果發現，與 Delta 感染者相比，感染 Omicron 的人前往醫院事故和急診部門的可能性要低 31% 至 45%。南非國家傳染病研究所進行的相關研究也指向了相似的結論，在 2021 年 10 月和 11 月檢測呈陽性的人群中，在調整了包括以前感染在內的各種因素後，Omicron 疑似病例比 Delta 病例住院的可能性低 80%。

2021 年 12 月 29 日，日本和美國的科學家們發現，對老鼠和倉鼠的多項研究表明，Omicron 造成的感染傷害性小得多，往往主要侷限於上呼吸道：鼻子、喉嚨和呼吸道，並且對肺部的傷害要小得多。而此前的新冠病毒變種往往會造成肺部傷害和嚴重的呼吸困難。研究還發現，Omicron 感染的動物損失的體重更少，死亡率也更低。

香港大學的研究人員也有類似發現。他們研究了手術過程中從人體呼吸道中取出的部分組織，發現 Omicron 在 12 個肺部樣本中的生長速度比 Delta 和其他變種都更慢。研究人員還研究了受感染的支氣管組織，即將空氣輸送到肺部的管道，結果發現 Omicron 在這些支氣管細胞內的生長速度比 Delta 或原本的新冠病毒更快。

　　對此，美國白宮首席醫療顧問、國家過敏和傳染病研究所所長安東尼‧佛奇博士（Dr. Anthony Fauci）表示，越來越多的資料表明 Omicron 變種病毒株沒有 Delta 嚴重。佛奇博士引用了加拿大安大略省的一項研究，該研究發現感染 Omicron 的人住院或死亡的風險比感染 Delta 的人低 65％。根據該研究，Omicron 入住重症加護病房或死亡的風險降低了 83％。同時，入院及重症患者，90％ 是沒有接種疫苗的人群。佛奇博士還指出，南非的一項研究發現，在 Omicron 浪潮期間，約有 5％的感染導致入院。而在 Delta 期間，這一比例為 14％。資料顯示，與 Delta 病毒株相比，在 Omicron 浪潮期間入院的患者患嚴重疾病的可能性降低了 73％。

　　各項事實也都指向了這樣的結論──Omicron，儘管具有較強的免疫逃離能力，但也同時具有遠小於 Delta 的危害性。究其原因，部分是病毒自己的進化；部分則是由於疫苗，以及從前的感染所產生的免疫力。

　　因此，嚴格上來說，新冠病毒在 OmicronBA.1 病毒株的時候就結束了。之後所流行的 BA.2、BA.4，或者 BA.5，以及之後更多其他的一些變種，不應該定義為新冠病毒，而應該定義為一種新的上呼吸道疾病。目前世界衛生組織對於這個病毒的命名採用了延續的做法，以致給公眾造成了認知錯覺。就這個問題，日本的病毒學家向世界衛生組織提出：希望世界衛生組織不要將 BA.2 開始的病毒繼續按照新冠病毒來命名。

　　2022 年 4 月 27 日佛奇博士宣佈，美國「已經脫離了新冠大流行病階段」。這就是基於新冠病毒的特性，即 Omicron 的 BA.1 病毒株與 BA.2 病毒株之間的差異。BA.1 病毒株具有新冠病毒的特性，就是會入侵肺臟。但是 BA.2 不太入侵肺臟，演變成了上呼吸道疾病。因此，嚴格來說，或者從醫學與病毒學的層面來說，新冠大流行在 BA.1 病毒株之後就已經結束了。

病毒到底是如何跨界感染人類的

為什麼 Omicron 可以傳播得如此迅速，但症狀較為輕微呢？新冠病毒原始株跟目前的變異株到底具備什麼獨特機制才能夠造成全球大流行呢？細胞感染實驗可能找到了其中一個原因——新冠病毒跟 SARS 病毒一樣，都是造成跨宿主的人類傳播，核心都是透過病毒外膜上的刺突蛋白與人類細胞膜上的第二型血管收縮素轉換酶，也就是 ACE2 蛋白質受體結合在一起，讓病毒進入人體的細胞內。

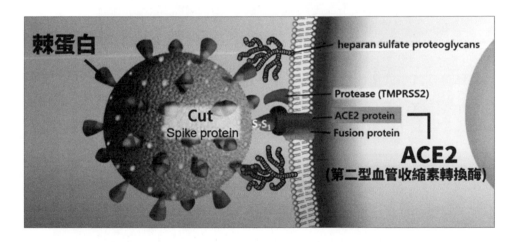

舉個簡單的例子來說，這個病毒就像小偷，我們人體的細胞就像房子，小偷要入侵這個房子，要進來偷東西，它得繞過監視系統，然後還不能驚動屋子裡的人，那麼最好的方式就是要有鑰匙，這樣就能比較輕鬆的進入到屋裡。也就是說，這個病毒的刺突蛋白掌握了進入我們人體細胞的鑰匙，因此可以輕鬆突破隔離跨界感染我們人類。

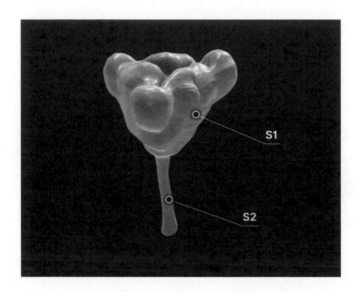

那麼這其中的奧秘就在新冠病毒外膜上的刺突蛋白。這個刺突蛋白 spike protein 簡稱為 s 蛋白，長得像小孩子去商場玩拿到的那些綁在一起的凹凸凸的氣球，氣球的部分是 s1 功能區塊，綁著氣球的線則是 s2 功能區塊。

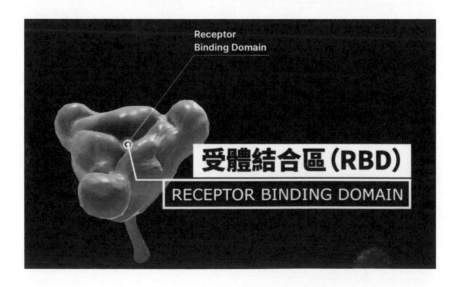

在 s1 這個區塊上有一個被稱為受體結合區 RBD 的特殊區域，這個區域就是新冠病毒與人體細胞結合的地方，這就像是新冠病毒這個小偷手上掌握了一把萬能鑰匙。它的受體結合區 RBD 對人類 ACE2 受體的親和性高，這讓病毒更容易吸附在人體細胞表面，接著進入感染細胞生成並釋放出千千萬萬的病毒。那麼人體感染病毒之後，這個病毒在人體內一天能複製出多少病毒呢？大約地球的總人口數，幾十億。那麼為什麼我們大部分人都能夠痊癒呢？除了有比較嚴重的基礎疾病，以及免疫力有比較明顯缺陷的人群之外。正常人感染之後，很快就能痊癒。這就說明我們的免疫系統是能夠非常有效地應對這個病毒，並且能夠有效地快速清除。

另一方面，新冠病毒更特別的是，在 s 蛋白的 s1 區塊跟 s2 區塊的中間，多了一個其他近親病毒都沒有的區域，這個區域稱為「Furin 蛋白酶切割位元。這個部分利用了人體細胞的 Furin 蛋白酶，它的設計是非常有智慧的，當然如果沒有智慧的話，也不可能跨宿主突變成功。

在感染陣列細胞之前，大部分病毒外膜上的糖蛋白需要經過蛋白酶切割才能進入細胞，Furin 蛋白酶到處都有，因此如果病毒外膜上的糖蛋白有對應的切割位，就能感染更多類型的細胞。

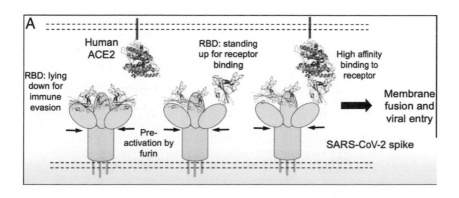

在病毒還沒接觸到細胞表面，也就是 s1 跟 s2 還沒有被 Furin 蛋白酶切割之前，整個狀態像是彎著身子常駐受體結合域。即使它的 RBD 與人體的受體親和力高，但它卻要避免過度招搖，引來免疫系統關注，也就是我前面說的，這個病毒的刺突蛋白得繞過人體的監視系統。這就像是小偷要躡手躡腳地繞過房子的監視系統，到了門前才從懷裡掏出鑰匙，而且掏出鑰匙這個動作還是我們自己細胞的弗林蛋白酶協助的。到了這裡，大家是不是發現這個病毒是非常有智慧的。

Omicron 是一個什麼樣的病毒？

Omicron 到底是一個什麼樣的病毒株呢？我們聽過新冠病毒有很多突變株，例如 Alpha、Beta、Delta、Omicron 等，其實每一個流行的突變株擁有的突變都不太一樣，這些不同的突變會改變病毒的特性，那麼究竟什麼樣的突變形成 Omicron 的特性呢？

在 2022 年 1 月的一篇研究中，研究人員針對 Omicron 的 RBD 結構進行了 AI 模型分析，發現這些變異點能提高與人類 ACE2 受體的親和力，結合能力甚至是原始病毒株的 10 倍，傳染力則相當於 Delta 的 2.8 倍。那既然 Omicron 那麼厲害，為什麼造成的症狀比較輕微呢？

可以從 s 蛋白上的 s1 跟 s2 兩個部分之間的連接處找到答案。在 s 蛋白 s1 區塊跟 s2 區塊連接處中間，除了有先前提到的 Furin 蛋白酶切割位之外，還有一個跨膜絲氨酸蛋白分解酶（TMPRSS2）切割位，也就是 TMPRSS2 切割位，而 TMPRSS2 是廣泛存在於肺臟細胞的蛋白分解酶，所以當原始病毒株或是 Beta 病毒株接觸到肺臟細胞時，會先利用 Furin 蛋白酶切割位元，讓

病毒的 s1 區塊吸附肺臟細胞的表面。接著再利用肺臟細胞上的 TMPRSS2 蛋白酶對病毒的 s 蛋白再次切割，讓病毒可以利用 s2 功能區與肺臟細胞膜融合，順利進入細胞，繼續繁衍下去，先前的變異株都能利用 TMPRSS2 蛋白酶進而感染肺部細胞，所以直接侵入肺部的機會較高。

nature

Explore content ∨   About the journal ∨   Publish with us ∨

nature > articles > article

Article | Open Access | Published: 01 February 2022

Altered TMPRSS2 usage by SARS-CoV-2 Omicron impacts infectivity and fusogenicity

《nature》2022 年 2 月的研究發現，Omicron 病毒株與 TMPRSS2 蛋白酶的結合效果不太好，也就不太能利用 TMPRSS2 蛋白酶來切割 s 蛋白上的 TMPRSS2 切割位。有趣的是，TMPRSS2 是常見於肺部細胞，但不存在於鼻子跟喉嚨細胞的表面蛋白酶，所以 Omicron 就無法向 Delta 病毒株那樣順利地利用 TMPRSS2 切割位來感染我們的肺臟細胞，這使得 Omicron 感染肺臟細胞的能力下降，對於肺部的影響就比其他病毒株來得更小。這也就是為什麼我們早臨床上觀察到 Omicron 造成的症狀比較集中在上呼吸道，入侵肺臟的病症則相對的比較少，感染後的整體症狀也比較輕微。

基於這些方面的研究發現，便有了大家所看到的國際上一些原先和中國一樣都是採取控管方式的國家改成了開放。所以，對防範病毒傳播是管控還是開放，都是基於科學家的研究，借助於對病毒的深入、真實性的科學研究為基礎所做出的決定。

因為從臨床上來看，Omicron 已經演變成了一個上呼吸道疾病，與之前的病毒株已經完全不是一回事情了。這就是目前科學研究的結果。

也正是因為病毒變異的這樣一種情況，導致當前的疫苗接種連基本的防止感染都做不到。因為我們當前的疫苗接種對於新變種而言，已經無法建構有效的免疫防護。而當前國際上在談論的，疫苗接種能夠預防重症與死亡，這個結論其實嚴格來說，並沒有科學依據。因為接種疫苗的人也會感染，也會死亡；不接種疫苗的人也會出現再感染，也會出現死亡。

而且，這種感染死亡從目前的情況來看，並沒有比流感高，並且大部分都是有比較嚴重的基礎疾病的人群。那麼，這個疫苗到底有沒有作用？到了後疫情時代，我們幾近於陷入一個無真相與無法科學證明的時代。

1-2
從進化的角度看今天的病毒

從病毒起源到病毒演化

關於這個病毒的起源，我相信很多人都很關心。而在沒有明確的證據證明不是自然起源論之前，我個人是支持自然起源論的。雖然坊間有各式各樣的臆測，陰謀論與猜測性故事總是會很吸引人，但是我們必須要站在醫學與科學的證據面前來談論問題。至少從目前的病毒變異情況來看，是非常符合病毒的自然進化規律的。也就是病毒為了與人類共生，就會不斷地朝著人類

所建構的疫苗免疫屏障的免疫逃離方向演變，並且會朝著傳播力越來越強，毒性越來越弱的方向進化。

那麼，美國為什麼宣佈新冠大流行結束？主要原因是現在的 Omicron 已經不是之前的新冠病毒，從病毒學層面來說，之前的新冠病毒已經自然消失了，現在的這個 Omicron 只是一個普通的上呼吸道疾病，我們很多人都感染過。如果要將 Omicron 與流感這類的上呼吸道疾病進行比較的話，Omicron 跟流感最明顯不一樣的地方在於，流感有季節性，但是 Omicron 沒有季節性。

而且，有些人感染 Omicron 之後是無症狀的。從目前來看，很多沒有接種疫苗的人感染之後其實好得更快，一些接種了疫苗的人反而是更容易感染，但是不論怎麼樣，基本上都是比較輕微的，這個核心原因就是 Omicron 已經演變成上呼吸道疾病。

從病毒本身來說，像新冠肺炎——屬於 RNA 分子的病毒——這種單鏈結構的病毒是極為不穩定的，它感染了人體之後，其實也還是一直在變化的，但是我們的免疫系統卻是驚人的強大。

當病毒感染在一個人身上之後，它一天產生的病毒量，相當於地球上所有人類的數量，就是幾十億。所以我們可以想像，它在身體裡面一天，就能產生這麼多個病毒，而且這個病毒還不是一個單一的病毒，即使在同一個人身體裡面，這個病毒也是一個複雜的族群。

而且，每一個受感染的都不一樣。試想，當一個被感染的人把病毒傳染給第二個人的時候，其實只傳染過去了他體內的一部分病毒。因為這麼多的病毒裡面也有一些是老弱病殘，有一些是比較強壯的，有一些可能在身體裡

也發生了變異。那麼哪些會成功呢？就是傳染力比較好的。對於那些經過變異以後，更具有傳染性的病毒，就能夠出去尋找新的宿主，就構成了傳播力。

所以能夠具有傳播力的病毒，本身在我們身體內根據個體免疫系統能力的不同，已經促使病毒產生了一些變異。只是這些變異還沒有累積到一定的量變程度，而累積到一定的突破之後，就會成為比較明顯的新的特性，例如從 BA.1 到 BA.2 到現在的 BA.4、BA.5 等。而在沒有明確的量變的情況下，不代表病毒就沒有變異，其實病毒根據每個感染者自身免疫系統的能力在變異。

病毒感染就是一種生物演化，是一種生命的演化。所以病毒在感染的過程裡面，就是在不斷地演化，而演化的結果就是出現變異株。這些變異株的特點就是傳染力越來越好。因為只有這樣它才能傳出去。物競天擇，所以我們會看到病毒的感染力越來越好。

從生物進化的層面來看，人類想要跟病毒鬥，是非常可笑的事情。在這個地球上，沒有人類之前，病毒就已經存在並統治地球幾十億年，或許我們可以理解為病毒需要人類這個宿主，所以在人類出現之後，病毒沒有將其消滅，而是選擇與其共生。這也就讓我們看到了，我們的身體內一直存在著有非常多的未知病毒，而我們就一直借助於自身的免疫系統來達成一種平衡的狀態，這些身體的奇妙運行是我們日常看不到，但是卻又真實存在的事情。

這就牽涉到免疫學的問題。我們看藥理學最強的澳洲，他們是最早，也就是這次病毒一出現就開始讓免疫學專家介入；世衛組織裡面也有一個細分組織是國際上的免疫學家借助於免疫學專門在研究，其中比較出名的是英國開啟的人體挑戰實驗——找沒有接種過疫苗的人，直接給他們注入最原始，

毒性最強的那個病毒株，最後發現有一半的人就是不感染，然後另外感染的那一半人，也沒有出現死亡。

後來，我親自去了英國和澳洲，跟這兩個研究所的教授進行了交流，作為當前國際上比較有影響力的免疫學專家，他們的研究結論都差不多。在澳洲，我去 Garvan Institute of Medical Research 研究所跟他們聊的時候，就是他們追蹤研究發現有一半的人在不接種疫苗的情況下也不受感染，但是他們又做了一個實驗，就是找了不受感染的人給他們接種疫苗，結果出現什麼情況呢？就是這些本來不接種疫苗也不會感染的人，在接種了疫苗之後，就變得容易感染了。這說明什麼問題呢？就是這個疫苗產生的抗體存在著問題。於是就出現了非常離譜的事情，疫苗一針接一針地打，感染就變得越來越多，接種的越多，新變種出現的時候感染率也就變得越高。

那麼這裡面就出現非常重要的一個問題，就是如果病毒它要存在，那得怎麼辦呢？因為病毒本身不能夠複製，只能依賴人類這個宿主，我們要是把病毒放在身體外面，病毒就沒有生命力了。所以對病毒來講，它如果想要讓自己能夠存活或是能夠演化，最好的方法就是跟宿主共生，而不是玉石俱焚。

所以在病毒在從動物跑到人類以後，通常都是傳染性越來越好，致病率越來越低，這樣它才能夠發揚光大。它會活下來，是因為他的宿主也沒有發生什麼事情。這是病毒最希望的樣子，這樣它就能像它們祖先一樣，在人類身體內長期和平共存，這個就叫做共生的狀態。

從這個角度來看，我可以比較明確地說，病毒還是會繼續變異，並且是朝著毒性越來越弱，傳播力越來越強的方向演變。從目前來看，這個病毒會一直與人類共生下去，跟人類身體內其他的一些未知病毒一樣的和諧共生。

其實在 Omicron 變異株剛出現的時候,我就談論過這個問題:接下來這個病毒還會不斷變異,不斷重組,但是新的變異株基本上就是在 Omicron 大家族裡近親繁殖。那麼近親繁殖的結果會怎麼樣呢?

我們看人類就知道了,我們不允許近親結婚的原因不是近親不能生育的問題,而是近親容易生出一些智力、機能相對低下的生命。那麼病毒也是一種生命,也遵循著生物演化的邏輯,所以在 Omicron 大家族裡近親繁殖的病毒,正常來說毒性越來越弱,不太可能出現朝著毒性越來越強的方向演變。從目前的實際情況來看,病毒也正在進入毒性越來越弱的進化演變模式中。

病毒朝著毒性弱的方向演變,這是生物的自然演變規則,如果被人為破壞了之後,就很難預測了。那麼什麼叫人為破壞呢?就是我們不斷地接種疫苗,不給病毒共生的機會,那麼病毒會不會在自然界,或者我們人體內跟其他的病毒混合之後,搞出一個超級變種來呢?這個目前無法預測。這便是我一直呼籲在現在這個階段,不要再繼續強行推動疫苗接種的原因。

其實病毒變異到現在這個階段,已經演變成了一種比較輕微的上呼吸道疾病,如果我們在能夠依靠自身免疫系統修復的疾病面前,在殺傷力大幅下降的病毒面前,還要借助於藥物來建構一個根本就是脆弱,並且對人體免疫系統傷害極大的疫苗與藥物屏障,那麼,我不得不擔心未來是不是會出現針對這個屏障的耐藥性變異株。

因此,我們需要去認真地思考,真正地站在科學的層面進行思考,人體自體免疫、藥物與病毒自然演變這三者之間必須要做一個平衡。如果病毒就是朝著自然演變的方向變異,我想它未來是會越來越趨於平衡平穩,不太會有巨大的變化。

我比較擔心的是人類施加的疫苗，等於是人類給病毒篩選的力量，這樣會不會產生疫苗的逃脫株，這是我們需要密切注意的。因為這個產生也是出於病毒它自己本的自身演化。畢竟，病毒本身就數量龐大，而一個人身體裡的病毒本就不是單一的，那麼其中如果有一兩個可以逃脫疫苗與藥物的保護。可能在下一代的時候它就會越來越多。這就是為什麼現在世界上的病毒學家們都在密切注意，很多國家也開始取消疫苗強制接種要求的原因。

沉睡在人體中的病毒

病毒對於人體致病性的強弱是一個相對的問題。其中跟人類的基因有關，而這個基因的形成又跟進化有關。

法國的一家癌症研究中心，曾經做過一項研究，研究人員透過研究內源性逆轉錄病毒，重新找到了讓沉睡的病毒甦醒的方法，而這種病毒，在人體普遍存在，並且有著不同的形式。更有意思的是，這些沉睡的病毒有著不同形式的由來，它們並不是在進入人類祖先基因的時候就有的，而是在進入之後，隨著人類的繁衍生息發展成為不同形式的。

為了更深入地了解，科學家還做了一個實驗，他們透過比較病毒相關序列的不同變異類型，以及比較人體現存的各種病毒版本，製作合成出最原始的 DNA 序列，輸入到人工培養的人體細胞中，在被輸入之後，事情出現了驚人的變化。被感染的一部分細胞出人意料地產生出了許多病毒，而且這些細胞還具有相等的感染性。

這就意謂著在很久以前，那些沉睡在人類身體內的某一段初始病毒的 DNA 是能感染細胞的活病毒，只要一個條件被喚醒，就可以讓這些沉睡的病

毒重新復生，因為這樣的特性，所以當時的研究者將 DNA 中的病毒命名為「不死鳥」。

接著對這些病毒進行深入研究，發現這種病毒可能在 100 萬年前就已經感染了我們人類祖先，並且一直在人體內保留了 DNA 病毒的片段，甚至於可能人類身體中還有一些病毒在那個時候一同被感染進來，只是由於時間長遠，DNA 序列發生了一定的變化，所以這樣的病毒對人體才沒有什麼危害。

這可以讓我們看到一個非常重要的資訊，那就是在人類社會的演變中，我們一直在與病毒相互尋找一種平衡的方式和諧存在。病毒本來有寄宿體，但隨著人類不斷地拓展生存邊界，在不經意中擠壓了病毒的生存空間，這就導致病毒為了生存開始突變，向人類或者其他生物體這些新宿主身上尋找生存方式。

如果要探尋到 100 萬年前，其實也就得探尋那個時候和人類同時存在的物種。根據進化論，科學家也發現了其他物種身上存在的基因病毒，這說明它們是在演化上分門別類進入了生物體的體內，例如說人體內的一種名為 ERV-L 的內源性逆轉錄病毒，在馬和食蟻獸上也同樣存在。

隨著人類的變化，這些病毒同樣也會變化，它會隨著宿主的基因組，不斷地複製自身的序列形式，並且以我們看不見的形式插入到人類的基因組中，而且數量越來越多。我們甚至不敢想像，每個人的基因組中差不多存在著近 10 萬個內源性逆轉錄病毒的 DNA 片段，佔到人類 DNA 總量的 8%。而這些沉睡在我們身體內的病毒對於我們人類的今天而言，仍然是一個謎。

　　但有兩點資訊是可以明確的，一是我們人類一直在與病毒相互較量，並不斷地尋找一種和諧共生的方式；二是這些嵌入在我們身體內的病毒片段，在一定的程度上給我們建構了天然的疫苗。

　　這讓我們看到了一個非常重要的資訊，那就是個體免疫力的問題。也就是為什麼英國之前要展開人體挑戰實驗，讓沒有接種疫苗的人直接在他們的鼻子注入這個病毒，然後得到的結果基本上就是有近一半的人會感染，有近一半的人不會感染，並且感染的人群也沒有出現死亡。這裡要注意的是，之前的人體挑戰實驗所實驗的病毒株，毒性遠大於現在這個階段。包括澳洲之前做的研究，就是有一半的人不感染，具有天然免疫。後來再深入研究發現，平時能夠比較好應對流感的人群，他們在對這個病毒的時候同樣也有比較好的免疫能力。

　　目前，科學家的共識是這個病毒可能就會長期與我們共存，如果是這樣的情況，就意謂著我們所有人都需要借助自體的免疫系統與這個病毒進行一次較量，然後在我們身體內達成一種和諧共生的局面。

　　正如人類億萬年來的進化一樣，有人的免疫系統能力強，有人的免疫系統能力弱，其強弱的背後借用那個俗話說，我們今天的歲月靜好，是因為有人在為我們負重前行。也就是說，我們的祖先在人與自然的相處過程中，說明我們戰勝了一些病毒，然後在我們身體內沉澱了非常多的片段，形成了強大的潛在免疫。因此，我們今天也需要客觀地面對這個致病性已經不高的病毒，不要擔心感染，不要擔心共存，而真正需要關心的是如何提升我們的免疫系統能力，以應對未知與已知的病毒。

　　講這份研究的重點是想告訴大家，藥物不要隨意使用，沒有充分臨床的，以及那些臨床報告遮遮掩掩的藥物更是不能使用。因為我們不知道這些沒有充分臨床的藥物再進入身體之後，到底是能夠協助我們的免疫系統，還是會喚醒潛在沉睡的病毒。這個病毒目前沒有藥物可以治療，全世界都還在探索，如果真的有這麼多有效的藥物，那麼病毒早已經消失。所以，不必去搶購各種感冒藥，多補充維生素、多喝水、多運動、多休息，我們的免疫系統就是我們最強大最有效的醫生與藥物。

1-3 ▶ 英國啟動人體實驗

主動感染新冠病毒

　　為了更了解新冠病毒，本著「打不過就加入」的精神，英國展開了「人體挑戰試驗」。這個被稱為全球首例的「新冠病毒人體挑戰試驗」的最終結果，也於當地時間 2022 年 3 月 31 日發表在《自然 - 醫學》上。

　　讓人主動感染新冠，聽起來瘋狂，但卻有著官方的背書。這項試驗由倫敦帝國學院、倫敦皇家自由國民健康服務基金會和 hVIVO 公司共同合作；英國政府提供了 3,360 萬英鎊的資金補助。

　　除了官方的補助，許多人也主動對試毒表達了興趣和意願。根據《自然 - 醫學》文章，有 26,937 人報名挑戰，不過最終只有 36 人入選。這比早

期媒體報導的研究希望招募 90 人，還有一個明顯的減少。因此，研究人員就以這 36 名年齡在 18 ～ 29 歲的志願者為研究物件，並給他們接種了新冠病毒野生病毒株攜帶 D614G 突變。在研究啟動時，D614G 已擴散成為全球範圍內數量最多的突變，此後所有新出現的變異株都保留這一突變。研究團隊使用一根細長的鼻吸管，將含有新冠病毒的液體，滴進挑戰者的鼻腔內。病毒劑量相當於一名確診者在病毒載量最高時，打噴嚏噴出的一滴微小飛沫。

據路透社報導，該研究的首席研究員 Christopher Chiu 表示：「這個年齡組的人被認為是疫情的主要驅動因素。這些對輕度感染的研究，能對影響感染和疫情傳播的因素進行精密的調查。」

這 36 名志願者沒有先前感染經歷或者疫苗接種證據，所有人在通過 Quotient MosaiQ 抗體微陣列測試進行篩檢時均為血清陰性。但是，隨後發現兩名接種志願者在篩檢和接種之間發生了血清轉換，因此最後只有 34 人符合方案分析。

在人體挑戰試驗中，面對新冠病毒，受試者們幾乎是一張白紙，所以研究人員選擇的劑量並不高，計畫通過這個劑量讓 50 ～ 70% 的人被感染。接種後，參與者被安置在一個高度封閉的隔離單元中，被隔離至少 14 天，進行 24 小時密切的醫療監測，並獲得無微不至的臨床護理。

為了進一步降低風險，研究還被分成不同階段。最早加入的第一批挑戰者可預防性的使用抗病毒藥物瑞德西韋，以減少發展為重症的幾率。研究人員還準備了抗新冠病毒單克隆抗體，以備不時之需。最終，瑞德西韋被證明是「不需要」，也沒人用上單克隆抗體。

論文顯示，34 名受試者中共有 18 人被種植病毒後，經核酸檢測、確認感染，佔比達到 53%。這也完成了本次挑戰試驗的目標之一，即出一個能使 50% ～ 70% 受試者輕度感染的劑量。

針對為什麼另一半人沒感染，BBC 分析，這可能和試驗設計有關，給予參與者的病毒量非常低。另一方面，也可能源於個人免疫力。研究人員認為「那沒感染的 50%」，將是未來研究的重點之一。

感染的人怎麼樣了？

對於感染的 18 人，研究人員探究了感染病毒的詳細過程，意在為無症狀或輕症感染者驅動的社區傳播提供參考；同時，也能對病毒動力學、免疫反應、傳播動態和病毒脫落等指標進行精確的測量。

首先，研究追蹤了病毒的複製過程。結果發現，在被感染的受試者中，通過 qPCR 定量檢測病毒，咽拭子中最早可在接種後 40 小時（約 1.67 天）檢出，而鼻拭子中最早在接種後 58 小時（約 2.4 天）檢出。

檢出病毒後，病毒載量會急劇上升。咽拭子的病毒載量在感染後 112 小時（約 4.7 天），達到峰值。鼻拭子則在 148 小時（約 6.2 天）達到峰值。在峰值時，鼻拭子的病毒載量顯著高於咽拭子。

同時，感染者存在活病毒的時間和快速抗原陽性的時間基本一致，說明抗原測試可以用來診斷一個人是否有傳染性，也可以幫助決定什麼時候解除隔離。

不過，到了預計結束的 14 天時，部分受試者的核酸檢測依然呈陽性，只好又多待了 5 天。到了 28 天后，還有 33% 和 11% 的人在喉嚨和鼻咽裡檢測到核酸陽性。不過，此時他們均已經不具有傳染性。

從感染者抗體的變化來看，抗體是由人體免疫 B 細胞產生的，其功能就是特異性地阻擊病原體，例如，新冠病毒。抗體的其中一種作用就是結合到病毒身上，用於防止細胞被某種抗原或感染原侵害，阻止其入侵人體細胞，也就是中和作用。這樣的抗體，就被稱為中和抗體。

研究人員在「接種」病毒後第 14 天和第 28 天收集了感染者血清，結果發現：中和抗體 14 天到達 425，但 28 天時又翻了一倍到 864。S 蛋白的 IgG 抗體在 14 天和 28 天時為 193 和 1549。也就是説，中和抗體可能在感染後 28 天達到峰值。

最後，研究人員還計畫隨訪 1 年以評估長期症狀，包括嗅覺障礙和神經功能障礙。18 名感染者中，有兩人是無症狀感染者。其餘 16 人在感染後的 2 ～ 4 天，出現輕度至中度症狀，主要表現為鼻塞、鼻炎、打噴嚏和喉嚨痛。本次試驗並未造成嚴重的意外後果，沒有一名志願者出現肺部受損。研究稱，其結果支援了人體挑戰試驗模型的安全性。

CNN 報導，唯一讓人有些擔憂的是，有 12 名挑戰者出現一定程度的嗅覺障礙。感染的 180 天後，仍有 5 人回饋嗅覺異常。研究結束 6 個月後，仍有 1 人的嗅覺「正在改善、未恢復正常」。CNN 援引另一項研究表示，這種長期嗅覺喪失，或許與大腦的變化有關。

1-4 ▶

核酸採集，另有隱情

新冠感染如何檢測？

　　想要正確診斷新型冠狀病毒感染，唯一的方法是通過專門的檢測方式來診斷。檢測試劑盒便是這個專門的檢測方式，試劑盒從原理上可以分為抗原檢測、核酸檢測和抗體檢測。三者之間的區別在於，核酸和抗體都需要專業人員，抗原檢測不需要專業性，大家自己都可以完成，跟驗孕棒差不多。

　　具體來看，抗原檢測是基於免疫的檢測，通過咽拭子採樣過程中獲得。在 30 分鐘之內就可以快速地獲知病人體內是否有病毒的存在。抗原就像是病毒外面穿的「衣服」，核酸就是病毒裡面的基因。其中，抗原檢測是從抗體出發去測「衣服」，綜合特異性之後，就可以讓病毒顯示出來。

　　而核酸檢測更為複雜，核酸檢測的原理是即時定量 PCR（聚合酶連鎖反應），PCR 能夠對微量的核酸進行快速的擴增。在獲得潛在病人的鼻咽拭子、痰液、肺泡換洗液等有可能包含病毒的部分後，找到裡面病毒的核酸來達到檢測的目的。但實際情況中樣本內還有正常的人體細胞，可能存在的其他細菌、病毒，對檢測結果進行干擾。於是通過 PCR 策略對需要的核酸片段進行特異性的擴增，當擴增出現大量樣本時，自然能夠準確判斷檢測結果。

　　PCR 在感染初期即可檢測，但也由於高標準和高需求的現實矛盾，自然而然導致了前期的檢測能力不足。而 RNA 病毒的特性使得病毒的特徵基因變異更為容易，這也一定程度導致了前期的簡易試劑盒中的假陰性現象。

抗體檢測的物件是人體內產生的對抗病毒的免疫球蛋白：當一種新病毒入侵人體時，免疫系統會馬上發動起來。首先趕到現場的是名為免疫球蛋白M（IgM）的一類抗體分子。它們與病毒表面的蛋白質結合使其失活，並把它標記出來供巨噬細胞破壞。幾天後，系統會產生第二種抗體——免疫球蛋白G（IgG）來繼續戰鬥。IgM曇花一現，在血液中留存三到四周後消失。但IgG構成的免疫則要持久得多，可能持續多年乃至終生。

抗體檢測引發的信號有三種。IgM單陽性表示該人在近日（也許是目前）被感染。IgM和IgG同時陽性，表示使用者在過去一個月中的某個時刻被感染。IgG單陽性意謂著感染在一個多月前發生，因此使用者現在應該對感染免疫。陰性結果可能意謂著沒被感染，也可能意謂著處於感染太早的階段而尚未出現抗體，因為IgM通常在感染開始後7到10天才出現。

抗體檢測的試劑盒只需要取患者的血液，滴到試紙上，5到10分鐘就可以得到較為準確的結果。但是原理上，抗體檢測需要人體先產生一定的免疫反應，在感染後14～21天左右才能成功檢測。核酸檢測則是直接判斷患者身上有沒有病毒，在感染後1～2天即可成功檢測。

為什麼要取消核酸檢驗？

在抗原檢測、核酸檢測和抗體檢測中，人們最熟悉的大概還是抗原檢測和核酸檢測，不同的是，抗原檢測往往用於自檢，而核酸檢測卻在疫情防控政策下多了一點「軟脅迫」的意味。

從病理學層面來說，並不贊成大規模的核酸檢驗，因為從國際上的情況來看，Omicron具有很強的免疫逃逸性，而且核酸檢驗會出現假陰性的情況。

Omicron 其實是個大家族，而且將 BA.2 劃歸為 Omicron，其實是不合理的。為什麼呢？因為 BA.2 跟之前的 BA.1 有非常大的區別，從病毒的基因組層面、表達的蛋白質結構，氨基酸序列上來分析，兩者之間的差異非常大，我們就以 Alpha、Beta、Delta 來看，他們之間的變化大約是 25 個氨基酸的變異之間的區別。

到了 Omicron BA.1 跟前面的這些變種就出現了 50 多個氨基酸的變異。而 BA.1 和 BA.2 之間也存在著 50 個氨基酸的變異，這就讓我們看到 BA.2 雖然被叫做 Omicron 大家族裡的一個亞種，其實它跟 BA.1 之間的區別已經超過了學術上亞種變異的概念。國際上已經有病毒學家對這個問題提出了質疑，就是 BA.2 不能被稱為 Omicron 的亞種，而應該被稱為新的變種。

根據哈佛大學的研究，BA.1 跟 BA.2 相比較，BA.2 出現了 8 個新的刺突蛋白的變異點。但是 BA.1 有一個特異性的突變，就是在 69-70 的那個位點缺失了，突變丟失了，這是跟 BA.2 很大的區別。BA.1 這個點位的缺失，會出現一個問題，就是用 PCR 擴增檢測核酸檢測的時候，針對於刺突蛋白的基因序列進行擴增的時候，這段缺失了之後就走不過去了，所以就會出現在 PCR 擴增 S 區的時候，核酸檢測的結果就是陰性的。

而 BA.2 的 69-70 這個位點是在的，就不存在缺失，那麼它就不存在 PCR 擴增檢測陰性的情況，但是這個 BA.2 更要命的是它不一定能被當前的 PCR 檢測的這種方法篩檢出來，因為這個變種的隱匿性，必須要經過全基因組測序，然後才能確診 BA.2，但是全基因組測序就沒有 PCR 擴增來的快，差不多需要一周以上的時間才能出結果，因為要把每一個基因碼都讀出來，需要耗費不少的時間。

因此，大規模的核酸檢驗就變得沒有意義了。首先，BA.1 在核酸檢驗上怎麼查都是陰性的，因為擴增的時候就擴增不下去了，但是大家還在一起傳播；其次，BA.2 因為它的隱匿性，根本就無法篩檢準確。因此，我個人認為接下來不僅要宣佈新冠大流行結束，更應該取消所謂的核酸檢驗。世界各國應該取消對於國際旅行登機前的各種核酸的採集檢測要求，取消這種沒有意義的篩檢，把我們的防疫重點轉向於提升人類的自體免疫能力。

不僅如此，經常性的核酸採集篩檢擾民還破壞身體健康。從病毒層面來說，新冠到 Delta 病毒株的時候就結束了，現在的 Omicron 跟之前的新冠已經完全不是同一件事情，現在的新冠只是一個上呼吸道疾病，所以美國宣佈新冠大流行結束是有科學根據的，不是美國人不要命。

並且按照生物進化的情況來看，Omicron 可能會長期跟我們共生，就跟我們身體裡的其他一些未知的病毒與細菌一樣，一起和諧共生。免疫力強的時候就沒問題，免疫力弱的時候可能就有喉嚨不舒服或者發個感冒的症狀。這其實也是很正常的事情，我們平時免疫力低下的時候，也會莫名其妙地出現身體某個部位的不舒服。這樣來看，常態化核酸，不是自己給自己找事嗎？不僅如此，還把一些無知的老百姓嚇得不輕，天天擔心自己有後遺症。

尤其是學校，絕對不能做經常性的核酸檢驗，鼻腔和咽喉是我們免疫系統的第一道天然防護，這道上呼吸道黏膜屏障如果這樣天天用拭子捅來捅去，身體根本就沒有機會修復。如果把這道上呼吸道黏膜屏障破壞了的話，身體還怎麼面對這類上呼吸道疾病呢？如果再繼續這樣捅下去，未來這些孩子的鼻腔與咽喉的疾病大概率是會大幅增加。

其實，從科學的角度出發，核酸檢驗的實際價值並不大，因為這個感染可以依靠自體免疫力痊癒。無論篩檢與否，我們都不能從治療的角度給出有效的方案，在這樣的情況下，大規模的核酸檢驗，除了給財政造成不必要的浪費，以及給社會造成不必要的恐慌之外，毫無意義。

國際上也明確研究指出，直接的唾液採集是遠比拭子採集要更有效。2022 年，《Nature Microbiology》發表了一項研究，根據研究，來自於美國伊利諾大學厄巴納 - 香檳分校（UIUC）的科學家領導的一個研究小組追蹤了新冠在新近感染該病毒的人的唾液和鼻腔中的上升和下降情況。

該研究是第一個通過重複採樣跟急性 COVID-19 感染的時間並比較不同測試方法的結果的研究。伊利諾大學的 COVID-19 應對計畫，於 2020 年秋季開始對工作人員、學生和教職員工每週進行兩次測試。伊利諾州的研究人員意識到，測試資料可能是一個關於感染過程的資訊寶庫：如不同的 SARS-CoV-2 變體的複製速度以及個人清除感染的能力有何不同。

研究人員捕捉到了自然感染期間 SARS-CoV-2 如何在人體內複製和脫落的最完整、高解析度、定量的畫面。為了確定受感染的人可能會在他們的唾液或鼻腔等處脫落多長時間的病毒，這是了解病毒如何在人群中傳播和持續存在的關鍵。為了做到這一點，該團隊還使用了病毒培養法來測量他們樣本中傳染性病毒的脫落情況。洛斯阿拉莫斯國家實驗室的合作者、該論文的第一作者 Ruian Ke 使用了各種數學模型來說明研究小組了解資料如何反映潛在的感染過程並確定了影響感染過程的因素。

這項研究的結論，也是重點部分，就是研究人員發現，病毒基因組負荷 -- 可通過 PCR 技術檢測 -- 在唾液樣本中比在鼻拭子中更早達到峰值。研究人員寫道，這表明唾液可能作為早期檢測感染的一個優越的採樣點。

核酸是否常態化，需先回答三個問題

目前，中國國內一些媒體以及一些地方在不斷地測試核酸常態化這的可能性，並且嘗試著將核酸常態化篩檢的費用轉嫁給個人承擔。

事實上，我們能夠明確地看到，從中國共產黨中央以及中國國務院的國家領導層面至今都沒有給核酸檢驗常態化進行過指示，或者發佈有關的政策，或者是修訂有關的法律與指導文件。而這種設想更多的是一些有關專家的個人言論，或者是以個人處於某種位置而發表的一種不能代表官方，卻又看起來像是官方言論的這樣一種混淆國家法治的言論。

因此，中國在實施核酸是否常態化之前，還需要先回答三個問題：

首先，核酸常態化是否有法理依據？這是一個非常嚴肅的問題，不論是中國疾控中心還是中國衛健委，都只是中國國家治理架構中的一個部門，但這些部門並不具有立法權，也不具備執法權。那麼按照 2022-02-15《求是》雜誌上所發表的文章，中國國家主席習近平總書記《堅持走中國特色社會主義法治道路 更好推進中國特色社會主義法治體系建設》，以及十二屆全國人大二次會議，國務院總理明確說：「讓市場『法無禁止即可為』，讓政府『法無授權不可為』。」

因此，不論是從習近平總書記的法治中國建設，還是李克強總理的「法無授權不可為」，都說明了一個問題，就是當前的核酸常態化篩檢是屬於法無授權的範疇，那麼在沒有法理依據的情況下，公民是有權力拒絕配合。而且要實施核酸常態化，需要提請中國的全國人大進行立法討論。

其次，核酸常態化是否有科學依據？核酸常態化的科學依據在哪裡？目前，疫情已經進入第三個年頭，中國疾控中心的科學家們至今沒有向社會公佈有關疫情的科研報告，那麼作為一個專業的研究型部門，在面對防疫這種科學的事情目前，我們需要的是基於科學的研究做出判斷，並且向社會公佈研究成果。尤其是涉及到核酸是否需要常態化這一問題，背後有什麼樣的科學依據，包括如何證明核酸常態化對人體的健康與免疫系統就沒有破壞與副作用，以及為什麼必須要實施核酸常態化的科學依據。如果沒有明確的科學依據，那麼公民是有權進行拒絕，尤其是在是否會對人體的健康造成破壞這一結論沒有明確的科學研究理據之前。

最後，核酸常態化是否有公民義務？牽涉到核酸常態化的自費支付這一問題，在沒有法理與科學依據之前，尤其是在沒有立法之前，公民被強制配合的依據在哪裡？如果因為沒有 48 或者 72 小時的核酸檢測而限制外出，通過對健康碼的操作而控制公民自由出行，這是否符合現行法律法規。

並且，公民沒有義務為自己的出行變相的支付出行的門票費（核酸檢驗），尤其是對於一些低收入群體，在當前失業率不斷上升的情況下，低收入人群的收入無法保障的情況下，當他們沒有為這項常態的核酸檢驗支付能力時，但是又有迫切的外出工作需求的情況下，這個現實的矛盾該如何解決？

因此，在明確以上三個問題之前，核酸常態化不應該成為一種必須的常態。核酸常態化篩檢不能成為借防疫之名，而行破壞法治中國之實的行為。疫情給全世界都帶來了不小的傷害，尤其是法治層面帶來的一些破壞。但目前來看，西方的法治體系能夠獲得比較快的修復，而中國是否能夠獲得有效的修復，還需要時間進行觀察。

CHAPTER

2

免疫的奧秘

2-1　了解我們的免疫系統

2-2　需要擔心後遺症嗎？

2-3　從人體免疫到疫苗科學

2-4　揭秘抗體依賴增強效應

2-5　凝聚一場「沉默的海嘯」

2-1

了解我們的免疫系統

免疫系統是身體的衛士，是機體執行免疫應答及免疫功能的重要系統，由免疫細胞、免疫器官、免疫物質組成。免疫系統具有識別和排除抗原性異物、與機體其他系統相互協調，共同維持機體內環境穩定和生理平衡的功能。免疫系統也是防衛病原體入侵最有效的武器，它能發現並清除異物、外來病原微生物等引起內環境波動的因素，並維持人體內環境的健康。

各司其職的免疫細胞

免疫細胞在體內的分佈與分工具有重要的戰略意義。從免疫細胞功能來看，分為固有免疫細胞和適應性免疫細胞。

固有免疫細胞

固有免疫細胞包括肥大細胞、巨噬細胞、中性粒細胞、自然殺傷（NK）細胞、樹突狀細胞等。

肥大細胞是守衛機體門戶的「哨兵」細胞，主要分佈在皮膚、粘膜下組織和血管壁周圍等微生物進入機體所必經的通道。它們能識別微生物所特有的各種危險信號，之後釋放胞質顆粒中的炎症因數，召集各種免疫細胞至被侵組織部位，啟動炎症過程。

巨噬細胞與中性粒細胞統稱為吞噬細胞。巨噬細胞是分佈於全身各種組織之中的「常駐邊防部隊」，它們具有較強吞噬與殺傷能力，是微生物穿過體表後的第一道主要防線。

佔外周血白細胞總數 2/3（60-70%）的中性粒細胞是不停地隨血液迴圈巡邏機體的「野戰」部隊，能夠在趨化介質（生化物質）的趨化下穿出血管壁，迅速抵達發生感染的組織部位，執行吞噬與消化微生物或其他微生物的功能。中性粒細胞的壽命僅有幾天，因此又被稱為免疫系統的「敢死隊」。

自然殺傷細胞是機體重要的免疫細胞，不僅與抗腫瘤、抗病毒感染和免疫調節有關，而且在某些情況下參與超敏反應和自身免疫性疾病的發生。自然殺傷細胞是一種不具有典型 T 、B 淋巴細胞表面標誌和特徵的淋巴細胞，主要來源於骨髓淋巴樣幹細胞，在骨髓內發育成熟。

樹突狀細胞通常少量分佈於與外界接觸的皮膚（黏膜）部位，主要分佈在皮膚（在皮膚上的，稱為 Langerhans 細胞）和鼻腔、肺、胃與腸的內層。血液中也可發現樹突狀細胞的未成熟型式。當樹突狀細胞被活化時，會移至淋巴組織中與 T 細胞與 B 細胞互相作用，以刺激與控制適當的免疫反應。

人體內大部分樹突狀細胞處於非成熟狀態，表達低水準的共刺激因數和粘附因數。體外激發同種混合淋巴細胞增殖反應的能力較低，但未成熟樹突狀細胞具有極強的抗原吞噬能力，在攝取抗原（包括體外加工）或受到某些因素刺激時即分化為成熟樹突狀細胞，而成熟的樹突狀細胞表達高水準的共刺激因數和粘附因數。樹突狀細胞在成熟的過程中，由接觸抗原的外周組織遷移進入次級淋巴器官，與 T 細胞接觸並激發免疫應答。

　　樹突狀細胞作為目前發現的功能最強的抗原提呈細胞，能夠誘導特異性的細胞毒性 T 淋巴細胞（cytotoxic T lymphocyte，CTL）生成。近年來研究表明，應用腫瘤相關抗原或抗原多肽體外衝擊致敏樹突狀細胞，回輸或免疫接種於載瘤宿主，可誘發特異性細胞毒性 T 淋巴細胞的抗腫瘤免疫反應。

適應性免疫細胞

　　隨著動物由低等向高等的進化，動物體內的免疫系統也由簡單變得更加複雜和有效。到了脊椎動物，出現了具有高度記憶性和記憶功能的適應性免疫系統。這裡的「適應性」是指免疫系統在接受了生存環境中的微生物或者其他外來物質的刺激之後，使其本身的狀態發生了變化，獲得了針對該種微生物或者抗原的免疫力，能夠更為有效地完成防禦的使命。

　　實際上適應性免疫系統是在固有免疫系統基礎上的一次飛躍，它使免疫系統增加了「現代化」的成分和功能。其主要特點之一是能夠區分不同微生物或者抗原之間的細微差異，與現代戰爭的「精確打擊」有點相似，因此又被稱作特異性免疫系統。

　　T 淋巴細胞和 B 淋巴細胞是免疫系統的「現代化」軍隊。人體內的淋巴細胞的總數與腦細胞或者肝細胞的數量相當。它們以淋巴結為駐紮「營地」，在血液與淋巴系統之間不斷迴圈。

　　T 細胞和 B 細胞通過各自表達的 T 細胞受體（TCR）和 B 細胞受體（BCR）識別抗原，適應性免疫應答（反應）可以分為細胞免疫應答和體液免疫應答。

細胞免疫應答是一個複雜的連續過程，大體上可以分為感應、反應和效應三個階段。具體來說，T 細胞受到抗原刺激後，增殖、分化、轉化為致敏 T 細胞（也叫效應 T 細胞）。當相同抗原再次進入機體的細胞中時，致敏 T 細胞（效應 T 細胞）對抗原的直接殺傷作用及致敏 T 細胞所釋放的細胞因數的協同殺傷作用，即為細胞免疫。

細胞免疫作用機制包括兩個方面：第一，致敏 T 細胞的直接殺傷作用。當致敏 T 細胞與帶有相應抗原的靶細胞再次接觸時，兩者發生特異性結合，產生刺激作用，使靶細胞膜通透性發生改變，引起靶細胞內滲透壓改變，靶細胞腫脹、溶解以致死亡。致敏 T 細胞在殺傷靶細胞過程中，本身未受傷害，可重新攻擊其他靶細胞。參與這種作用的致敏 T 細胞，稱為殺傷 T 細胞。

第二，通過淋巴因數相互配合、協同殺傷靶細胞。如皮膚反應因數可使血管通透性增高，使吞噬細胞易於從血管內遊出；巨噬細胞趨化因數可招引相應的免疫細胞向抗原所在部位集中，以利於對抗原進行吞噬、殺傷、清除等。由於各種淋巴因數的協同作用，擴人了免疫效果，達到清除抗原異物的目的。

體液免疫應答也如細胞免疫應答一樣，同分為三個階段。

在感應階段，抗原進入機體後，除少數可以直接作用於淋巴細胞外，大多數抗原都要經過吞噬細胞的攝取和處理，經過處理的抗原，可將其內部隱蔽的抗原決定簇暴露出來。然後，吞噬細胞將抗原呈遞給 T 細胞，刺激 T 細胞產生淋巴因數，淋巴因數刺激 B 細胞進一步增殖分化成漿細胞和記憶細胞。少數抗原可以直接刺激 B 細胞。

反應階段裡，B 細胞接受抗原刺激後，開始進行一系列的增殖分化，形成效應 B 細胞。在這個過程中，有一小部分 B 細胞成為記憶細胞，該細胞可以在體內抗原消失數月乃至數十年以後，仍保持對抗原的記憶。當同一種抗原再次進入機體時，記憶細胞就會迅速增殖、分化，形成大量的效應 B 細胞，繼而產生更強的特異性免疫反應，及時將抗原清除。

在效應階段，抗原成為被作用的物件，效應 B 細胞產生的抗體可以與相應的抗原特異性結合，發揮免疫效應。例如，抗體與入侵的病菌結合，可以抑制病菌的繁殖或是對宿主細胞的黏附，從而防止感染和疾病的發生；抗體與病毒結合後，可以使病毒失去侵染和破壞宿主細胞的能力。在多數情況下，抗原抗體結合後會發生進一步的變化，如形成沉澱或細胞集團，進而被吞噬細胞吞噬消化等等。

先天性免疫和獲得性免疫

免疫系統分為先天性免疫和後天性（獲得性）免疫兩大類。先天性免疫是一出生就具有的，獲得性免疫則是在生存過程中逐漸獲得的。

先天性免疫也稱非特異性免疫，是機體與生俱來的維護健康的功能。這種免疫本能地對所有外來物質、病菌、異物等具有排異和吞噬作用，它包括體表屏障、血腦屏障、血胎屏障、細胞吞噬作用以及人體正常體液和組織中的抗菌物質。

非特異性免疫功能由三大防線構成。

第一道防線：機械阻擋，如皮膚、黏膜等，負責阻擋外界病原微生物進入機體。

第二道防線：吞噬細胞，它們存在於血液和各種組織中，作用是吞噬、消滅進入機體的細菌、病毒等病原微生物。

第三道防線：血液、組織液和各種分泌液中存在的多種抗微生物物質。例如，唾液中的溶菌酶可以溶解進入口腔的細菌，人體細胞受到病毒感染後，可以產生干擾素，干擾素能夠殺死病毒。由此可見，非特異性免疫是特異性免疫的基礎，特異性免疫和非特異性免疫相輔相成，共同維護人體健康。

以細菌為例，如果某種細菌從呼吸道或消化道進入人體，首先呼吸道或消化道的黏膜進行阻擋；沒阻擋住，它進入到血液或組織中，吞噬細胞和它作鬥爭——吃掉它或破壞它；還沒把它消滅掉，它會進入淋巴結、脾臟，在這裡 T 細胞在它的刺激下會變成致敏 T 細胞，B 細胞在它的刺激下會產生抗體，繼續與它作鬥爭。以後如果這種細菌再次入侵，具有識別功能的致敏 T 細胞會產生得更多。B 細胞也會生成更多的抗體，使體內與這種細菌作鬥爭的力量更加強大。

而獲得性免疫是後天通過服疫苗、打預防針或接觸病原微生物患過某種疾病而獲得的某種特定的免疫力，也稱特異性免疫。即對某一種疾病具有免疫作用，例如患了肝炎後對肝炎有免疫力，是在肝炎病原體刺激下機體內產生了抗肝炎的抗體，故而對肝炎有免疫力。

特異性免疫的產生，還得從骨髓說起。

骨髓屬於免疫器官。骨髓內有一種很重要的細胞叫做骨髓造血幹細胞，具有多種分化潛能。幹細胞可以根據身體需要分化成紅細胞、白細胞、吞噬細胞等，其中有一部分會變成淋巴幹細胞。

　　淋巴幹細胞又兵分兩路：一路原地不動，就在骨髓變成 B 細胞，然後隨血到達脾臟、淋巴結定居；另一路則隨血到達胸腺，在胸腺分化成 T 細胞，也隨血到達脾臟、淋巴結，和 B 細胞一起待命，準備發揮免疫功能。

　　外界病原微生物（抗原）侵入機體後，如果能夠過五關斬六將進入血液到達脾臟、淋巴結的話，T、B 細胞就該發揮作用了。

　　首先，T 細胞受到這種病原微生物的刺激會進入啟動狀態，變成致敏 T 細胞。致敏 T 細胞有兩個特點：一是對這種病原微生物有攻擊能力，能殺死這種病原微生物；二是對這種病原微生物有識別和記憶功能，下次再見到這種病原微生物時能認識它，並繼續攻擊它。

　　B 細胞在病原微生物的刺激下會產生一種物質，這種物質能夠與該病原微生物結合，使之失去活性，這種物質就是抗體。如果今後這種病原微生物再次侵入機體，致敏 T 細胞（啟動了 T 細胞）就會上前去與它們鬥爭，抗體則會與它們結合，使其失去致病能力。

　　由此可見，機體的免疫系統只要見過某種病原微生物一次，就具備了對該病原微生物的免疫力。這也是為什麼人只要服用或注射了某種疫苗，或者得過這種傳染病就能對這種病原體有免疫力的原因。

免疫系統的力量

　　人體的免疫系統是人體很神奇的一部分，其實我們都知道真正治癒我們疾病的其實都不是藥物，藥物從本質上而言只是協助我們的免疫系統，或者是幫我們的免疫系統爭取更多的時間。

但是我們看中國的很多民眾在面對醫療的時候其實是陷入了一種盲區，就是很多人對於中西醫兩種醫療方式缺乏辯證的認識，當然國際社會也是，導致一些人要嘛就是盲目的相信中醫，要嘛就是盲目的相信西醫，甚至還會出現連花清瘟和板藍根這些抗新冠的神奇事情。其實在我看來最有智慧的就是中國的老話，是藥三分毒，人體最好的醫生是自己，是自己的免疫系統。

我們就看這次的新冠，不論是從最初的病毒，還是演變到現在的上呼吸道疾病，整個過程人類其實是束手無策的──包括最開始使用一些激素、抗生素都沒有什麼效果，當然也包括最開始的多株抗體也都無效，最後是找到了單株抗體的療效──主要就是依靠自體免疫痊癒。

當然後來研發出了疫苗，但這個疫苗也是非常失敗的，接種一針失敗一次，再接種一針再失敗一次，每接種一次之後，病毒就朝著傳播力更強的方向突變一次。

我們看朝鮮全部沒有接種過疫苗，然後感染後很快就全部痊癒，並且按照公佈的資料來看，整個死亡率才 0.003%──10 萬分之三。但是目前除朝鮮之外，全球新冠的平均死亡率為 1.2%，美國、英國、德國、日本等先進國家的死亡率在 0.4% ～ 1.2% 之間，韓國的死亡率為 0.13%。所以這就讓我們看到除了朝鮮之外，這些國家的疫苗接種率都很高，出現的死亡資料也遠高於朝鮮。

也有人說香港上一波的高死亡率，跟有沒有接種疫苗其實沒有什麼本質上的關係。香港有著特殊的情況，主要是兩個方面的原因：一是香港的醫療體系導致公立醫院裡有很多的老年人靠營養液維持都可以躺著很多年；二是這次香港疫情風暴的時候又剛好夾雜著那段時間的冷空氣，這兩個要素的疊加，就是來一次強流感，死亡率也不會比這次低。

　　所以我們看待問題的時候，需要客觀地去看待這些死亡背後的原因。這裡面的死亡，到底有多少是真正由 Omicron 感染引發的呢？其實很多是身體的多功能器官衰減引發的，然後碰巧又感染了 Omicron。

　　從醫學層面來看，我是非常鼓勵大家主動感染一下 Omicron 的，尤其是孩子。我是主動感染過兩次的，一次是德塔與 Omicron 的混合株，一次就是 Omicron 的 BA.2，那麼感染了之後是用什麼藥物治療的呢？白開水——就是白開水，多喝點白開水就好了。

　　其實，我倒建議大家不要接種疫苗，直接在 Omicron 階段主動去感染一下 Omicron。尤其在國外主動感染 Omicron 還是比較容易的，因為大家都不戴口罩，都是隨意出門活動，然後感染一下之後修復一下自己的免疫系統。

　　當然或許很多人會覺得很奇怪，為什麼我會說主動感染一下來修復一下免疫系統。其實這兩年多，不論是有接種疫苗還是沒有接種疫苗，我們都處於一個比較封閉的環境，我們沒有系統接觸大自然的病毒與細菌的機會，我們整體的免疫系統其實是處於一個不活躍的狀態。而 Omicron 已經是一個上呼吸道疾病，並且在上呼吸道疾病中還是屬於輕微的，所以我們不妨主動感染一下，然後啟動一下我們的免疫系統。

　　對於新冠病毒感染之後的後遺症問題，則需要從兩個方面去看待，一方面是對於之前，尤其是最原始的病毒株，入侵肺臟的能力非常強，所以感染之後最直接的就是會影響肺部的功能。所以之前的病毒株感染之後，尤其是入侵了肺臟之後如果不能痊癒的，依靠大量藥物救治過來的個體確實是會有一定的影響，需要一些時間進行免疫系統的康復。但是現在的 Omicron 已經不是之前的新冠了，只是一個上呼吸道疾病了，所以嚴格來說，世衛組織其實是應該跟美國一樣宣佈全球新冠疫情結束了。

另外一方面是現在這個階段的 Omicron 感染之後，所謂的後遺症更多的只是心理作用，可以說現在的 Omicron 感染所帶來的影響遠比注射疫苗產生的副作用與後遺症要小得多。我們平時的流感也是會有後遺症的，只是之前醫學上沒有人去做這些追蹤研究而已。因為大家不會當一回事，所以在強大的自我信念作用下，免疫系統就快速的修復了。

如果真正追蹤研究的話，流感所帶來的後遺症其實也是很大的，我們看得見的那種咳嗽、濃痰、發燒、性功能衰退、食欲不振等，這些都是很嚴重的臨床症狀，這麼嚴重的臨床表現不會留下後遺症嗎？肯定會，只是我們不相信這會有後遺症，所以依靠我們的免疫系統也就很快康復了。

2-2
需要擔心後遺症嗎？

任何疾病的感染都會有後遺症

首先告訴大家的是我們不必擔心感染的後遺症問題，其實任何疾病的感染都會有後遺症，也都不會有後遺症。後遺症其實是一個非常相對的概念，不同的人臨床表現出來的情況都不一樣。舉個例子來是，例如有人喝水嗆到了之後，會引發打嗝，然後要打幾個小時，但是有些人喝水嗆到了之後，咳幾下就好了。

再例如，我們所熟悉的流感，感染後有沒有後遺症？有，並且都是非常明顯的後遺症，例如說食欲或是性欲下降等，有些人會高燒，然後之後咳嗽

半個月都不好。這麼明顯的後遺症為什麼我們就不擔心？會不會有其他更嚴重，或者更長期的後遺症？很大機率是有的。但是它是一個依靠免疫系統能夠痊癒的疾病，所以我們可以對這類疾病的後遺症忽略不計，只要正常生活，在時間中借助於免疫系統來說明我們糾正與修復潛在的傷害。

那麼新冠呢？對於目前的 Omicron 病毒株，國際上的研究比較充分，也有一些關於後遺症的問題研究，但我們不需要過於關注與擔心。為什麼呢？因為 Omicron 是一個上呼吸道疾病，我們的感冒、流感等都是上呼吸道疾病，並且 Omicron 是一個明確依靠免疫系統能夠痊癒的疾病，目前沒有針對性的有效藥物，大部分人也都不需要藥物就能痊癒。對於這樣的一種疾病，我們所關心的重點並不是後遺症，而是我們的免疫系統的提升，借助於免疫系統說明我們糾正與修復感染所造成的一些傷害。

新冠後遺症（新冠肺炎後遺症）又稱新冠長期症狀。最初在原始病毒株，Delta 病毒株感染以後，部分患者，尤其是重症患者，在康復以後，會出現疲勞等症狀。為什麼呢？因為在 Omicron 之前的病毒株是會入侵肺臟的，具有造成肺損傷的可能性。但是只要在後期增強營養與運動，借助免疫能力的優化與提升，還是可以修復這種創傷的。

但是一個非常有意思的現象，也是一種非常難以理解的認知，那就是 Omicron 的感染不傷害臟器，只是在上呼吸道。但是，很多人在囤的那些藥物，不論是感冒藥、退燒藥，都是明確在服用之後，會對肝臟、腎臟造成不同程度的傷害。我們卻希望使用這些對肝臟、腎臟會造成不同程度傷害的藥物，去試圖治療一個不傷害肝臟、腎臟的上呼吸道疾病。這都不是用大炮打蚊子的問題，而是蚊子在東邊，我們卻使用大炮不斷地朝西邊開炮。這會帶來什麼後果我不知道，最終每個人都需要為自己的認知負責，為自己的認知買單。

　　根據相關研究，在原始病毒株和 Delta 病毒株感染的時候，少數患者確實有一些遺留症狀。只是這些症狀並沒有特異性，大部分症狀雖然也不能完全用新冠來解釋，但是也無法用其它疾病來解釋。例如疲勞、乏力、焦慮、頭暈等症狀，不具有特異性。然而，到 Omicron 時代，新冠後遺症迅速降溫，因為 Omicron 感染以後，主要是輕症，而且症狀基本是一過性的。所謂的一過性，在醫學上常常指短期出現的症狀，症狀輕微，並且癒後就好的疾病。

　　2022 年 11 月中旬，美國國家過敏症和傳染病研究所病毒學實驗室研究部門負責人尼爾傑·范·多雷瑪倫等人，在學術期刊《科學·進展》上發表的一篇論文也表達了相似的觀點，這篇論文指出，在恒河猴中建立的感染性動物模型顯示，感染 Omicron BA.1 或 BA.2 變異株的恒河猴，症狀遠低於感染 Delta 病毒株的恒河猴，通過對恒河猴鼻拭子測試、支氣管細胞採樣和肺組織細胞採樣顯示，感染 Omicron BA.1 或 BA.2 變異株的恒河猴體內病毒載量顯著降低。從呼吸道症狀上看，Delta 病毒株長達 6 天，但是 Omicron BA.1 或 BA.2 變異株不足 1 天。

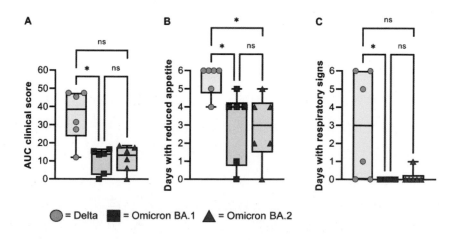

　　這個實驗還是針對於 Omicron BA.1 或 BA.2 變異株，而現在是毒性更弱的 Omicron BA.4 或 BA.5 變異株。那麼針對於 BA.1 或 BA.2 的實驗過程中，連最主要的呼吸道症狀都僅持續 1 天，哪裡來的後遺症？

　　而且 Omicron 變異株的致病力呈現幾何級數下降，主要侷限於上呼吸道。這方面已有很多報導。這個實驗的研究專家表示，以上這些實驗結果均可有效表明，相較於新冠病毒原始病毒株，新冠病毒 Omicron 變異株的致病力和毒力已經大幅降低。這提示我們對於 Omicron 不必過於恐慌，對於普通人群而言，借助於自體免疫的提升，新冠病毒對人體的危害性已經大不如前。

新冠後遺症是怎麼回事？

　　那麼新冠的後遺症到底是怎麼回事呢？可以說，重症仍然可能存在「後遺症」，但是這種所謂的後遺症很大程度上並不是新冠感染導致的，而是身體機能的下降所導致的多器官功能的退化。事實上，很多的所謂的後遺症，大部分都是心理病，最嚴重的是焦慮和疲勞，從目前研究的總結看來，所謂後遺症的主要原因可分為以下五方面：

（1）藥源性後遺症。因為重症病人，需要使用各種各樣的藥物，尤其是新冠早期，還會大量使用激素，因此，遺留不少藥物的副作用是較為明顯的，實際上很多後遺症是藥源性的，並不是病毒誘導的。到 Omicron 時代，各種藥物使用大幅下降，後遺症就減少了。

（2）醫源性後遺症。重症病人，甚至可能在插管，吸氧等。事實上，不僅是新冠，其它嚴重的病人，尤其是 ICU 的病人，雖然出院了，但是仍然需

要很長時間康復。不少併發症是重症治療過程中的器械與藥物引發的，並不是新冠本身。

（3）心因性後遺症。很多研究顯示，後遺症在女性，高收入等群體中偏多。現在認為更多的是前期對新冠的恐懼導致的。因此，即使新冠轉陰以後，仍然難以解除焦慮和壓力，因此，會產生很多心因性後遺症。簡單來説，就是心理病，或者是認知病。

（4）其它病毒再啟動。12 月 1 日發表在 J Clin Invest 上一項研究認為，感染新冠病毒之後，藥物的使用可能會啟動體內其它病毒，進而演變成後遺症。目前，人體內所存在的未知的病毒達 10 多萬種，還不包括很多沒發現的，這些病毒有些是處於休眠狀態，有些是處於活躍狀態，但是都跟我們的身體達成了一種和諧相處的局面。假設我們不慎使用了一些藥物，在感染新冠之後，我們無法預期這些藥物會對身體內的病毒帶來什麼樣的影響與變化，可能抑制，但也可能啟動。

（5）真實的新冠後遺症。目前仍然沒有明確的定論，也沒有找到確切證據認為某個後遺症就是新冠病毒導致的。當然，有一些認為新冠病毒可能引發炎症，而炎症因數可能會損傷不同的器官，從而引發一些損傷。但是 Omicron 時代，對全身影響已極低了。因為 Omicron 不入侵臟器，只是一個上呼吸道疾病。所以將後遺症歸因給 Omicron 的感染，可能並不科學。

後遺症在醫學上是有定義的：「一些傳染病的患者，在恢復期結束後，某些器官的功能長期未能恢復正常，才會被認為是後遺症。」而對於新冠感染者來説，臨床中可以觀察到，有的病人的臨床表現可能持續比較長，例如味覺嗅覺喪失、關節痛、記憶力下降、胸口疼痛、咳嗽等，也有研究人員把這些稱為「長新冠」（Long COVID），但將這些症狀就歸因為新冠後遺症，

並不科學。至少可以比較肯定的是，Omicron 的感染並不是這些併發症的主因，最多算是一個誘因。

　　印度之前有一項大規模研究發現，在 Omicron 階段的感染者，出現新冠後遺症的比例極低。同時發現有後遺症的主要是在感染時症狀超過 5 種，而且既往感染過 Delta 病毒。這多是感染重症人群，需要使用較多的藥物治療，而這些後遺症在很大程度上都是有藥物治療過程中，由藥物使用所引發與遺留的藥源性後遺症。此外，還有一部分人是因為此前感染過 Delta，相對比較嚴重，心理壓力大，屬於心因性後遺症。

　　美國最近也有一項針對新冠後遺症的研究，很有意思。從 2021 年 2 月到 2022 年 6 月，共調查來醫院就診的 16,091 感染者（相對症狀比較嚴重的），結果發現，有 15% 的人報告有後遺症症狀。儘管這個比例看起來是比較高的，但是我們拆解一下這份報告就能比較清晰的看到這些所謂的後遺症的情況，主要是以下五方面：

（1）男性沒有什麼影響，女性人群中後遺症風險要提高 91%。

（2）低收入的人群中沒有發現有什麼後遺症，高收入人群中比較多。

（3）農村人群沒有特別留下什麼後遺症，城市裡人群有。

（4）亞裔和黑人群體沒有什麼後遺症，白人有。

（5）Omicron 時期後遺症風險明顯降低。

　　我們從中可以發現，心理層面的因素比較高，新聞看多了的人「後遺症」的情況也比較多。反倒是農村、不太看新聞、不把這個感染當一回事的人，幾乎都沒什麼後遺症。

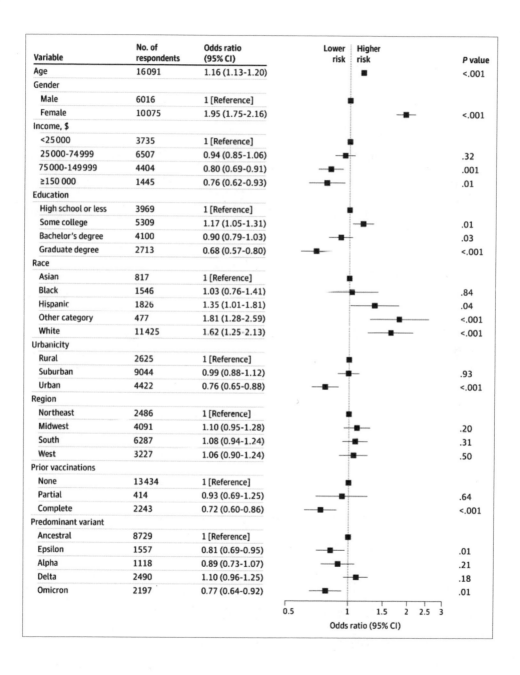

Variable	No. of respondents	Odds ratio (95% CI)		P value
Age	16091	1.16 (1.13-1.20)		<.001
Gender				
Male	6016	1 [Reference]		
Female	10075	1.95 (1.75-2.16)		<.001
Income, $				
<25000	3735	1 [Reference]		
25000-74999	6507	0.94 (0.85-1.06)		.32
75000-149999	4404	0.80 (0.69-0.91)		.001
≥150000	1445	0.76 (0.62-0.93)		.01
Education				
High school or less	3969	1 [Reference]		
Some college	5309	1.17 (1.05-1.31)		.01
Bachelor's degree	4100	0.90 (0.79-1.03)		.03
Graduate degree	2713	0.68 (0.57-0.80)		<.001
Race				
Asian	817	1 [Reference]		
Black	1546	1.03 (0.76-1.41)		.84
Hispanic	1826	1.35 (1.01-1.81)		.04
Other category	477	1.81 (1.28-2.59)		<.001
White	11425	1.62 (1.25-2.13)		<.001
Urbanicity				
Rural	2625	1 [Reference]		
Suburban	9044	0.99 (0.88-1.12)		.93
Urban	4422	0.76 (0.65-0.88)		<.001
Region				
Northeast	2486	1 [Reference]		
Midwest	4091	1.10 (0.95-1.28)		.20
South	6287	1.08 (0.94-1.24)		.31
West	3227	1.06 (0.90-1.24)		.50
Prior vaccinations				
None	13434	1 [Reference]		
Partial	414	0.93 (0.69-1.25)		.64
Complete	2243	0.72 (0.60-0.86)		<.001
Predominant variant				
Ancestral	8729	1 [Reference]		
Epsilon	1557	0.81 (0.69-0.95)		.01
Alpha	1118	0.89 (0.73-1.07)		.21
Delta	2490	1.10 (0.96-1.25)		.18
Omicron	2197	0.77 (0.64-0.92)		.01

Lower risk / Higher risk

Odds ratio (95% CI)

　　許多研究讓我們看到，為什麼目前新冠後遺症一直未得到國際承認。因為沒有實際證據證實所謂的後遺症跟感染有直接的關係，而大部分都是心理因素。而當我們想得越多，越害怕，後遺症就越多；如果我們認為沒有後遺症，實際上也就沒有後遺症了。

　　挪威還有一項較為嚴謹的科學研究，分析了 1,323,145 名生活在挪威的 18 ～ 70 歲感染和未感染 SARS-CoV-2 的人，發現有後遺症的每 10,000 人中有 43 人（95%CI = 14 至 72）。大部分是肌肉痠痛和疲勞，與流感等非常相似，並不是 Omicron 特異性的。

　　上述這些症狀都支持最早的推論：所謂的後遺症，大部分以藥源性、醫源性或心因性的為主。真正有明確的器官損傷的，幾乎是極少的。而這些研究都還是在當前這個病毒株之前，也就是傷害性比較大的病毒株的情況下所得到的研究結論。這就是為什麼說新冠後遺症，在醫學層面至今沒有定論的真正原因。甚至可以大膽地說，Omicron 並不存在真正的後遺症。儘管沒有事實的後遺症，但並不代表感染時沒有症狀，有些人會有發燒、手腳無力、肌肉痠痛之類的情況出現，這其中的一個核心原因就取決於我們免疫系統的強弱，Omicron 只是一個誘因，不是主因。提升我們免疫系統的能力，才是健康生活的根本。

2-3

從人體免疫到疫苗科學

　　大部分人對於疫苗、免疫力與基本醫學常識都是缺乏了解的，這跟我們的教育有關係，我們的教育一直不太重視現代科學與現代醫學精神的培養。甚至，還會被一些缺乏基本常識與基本科學認知的人所誤導，以致大家因無知而迷茫，不知何去何從，甚至出現「反智」的情況。

什麼才是最好的疫苗？

　　回到人體免疫和疫苗科學層面來說，目前國際上有幾種不同技術的疫苗，它們有不同的機轉機制，因此，疫苗與人體免疫就成為了一個非常複雜的話題，到底這個疫苗是怎麼幫助我們產生抗體的呢？以中國而言，目前也有三種不同技術的疫苗：不活化疫苗（英語：Inactivated vaccine，滅活疫苗）、腺病毒載體疫苗、重組蛋白疫苗。

　　對於所有人而言，都希望自己能夠選擇一種接種後效果最好，副作用最小的疫苗。那麼到底什麼樣的疫苗才是好疫苗呢？好疫苗的標準是什麼呢？其實在醫學史上，最好疫苗的標準，是必須要在現實世界裡面能夠阻斷傳染病，而且最好能把傳染病都消滅，這就是最好的疫苗。

　　人類之前確實研發出了好疫苗，但是所花費的時間比較久。例如說在人類的歷史上，像天花疫苗就是一個非常好的疫苗，它研發出來之後現在全世界都使用，所以 1980 年，世界衛生組織宣佈天花在地球上絕跡——人類徹底消滅了天花，天花在人類社會中就絕跡了。

其實，天花在人類社會中存在了很漫長的時間，我們的祖先都曾感染過天花病毒，像明太祖朱元璋就是感染了天花病毒的，但是這幾千年來的的天花疾病，在有天花疫苗之後就把這個疾病從人類的時代中截斷了，所以説，最好的疫苗就是這樣的一種疫苗。

那麼，過去的這些疫苗研發都花費了多久時間才被證明可以有效並安全地使用呢？我舉幾個例子，破傷風花了 40 年；B 型肝炎疫苗花了 38 年；流感疫苗花了 14 年；天花疫苗花了 26 年；水痘疫苗花了 34 年；腦膜炎疫苗花了 68 年；輪狀病毒疫苗花了 26 年；乙肝疫苗花了 17 年；世紀絕症愛滋病，至今研發了 40 年還沒有研發出來疫苗。而此次疫情的神奇就在於竟然不到一年就能搞出疫苗來了。針對當前這次疫情，我們也是希望能夠借助於疫苗來阻斷病毒傳播，但現在事實證明並沒有成功。

其次，疫苗沒有辦法阻斷病毒傳播，但是它可以減少這個疾病。例如像流感疫苗，我們要是選擇接種流感疫苗，就需要每年都打，但是我們選擇不接種流感疫苗也能夠痊癒。但是不論我們是選擇接種，還是不接種，都沒有辦法阻斷傳染，因為疫苗只是讓這個疾病的傷害減少。

當然，還有一些疫苗沒有成功的，就是這些疫苗打了非但沒有效果，反而還會讓病比較嚴重，在過去研發登革熱疫苗的時候有這種現象。所以真正好的疫苗的標準需要在真實的世界裡面看到它阻斷疾病的效果，而且最好是能夠把這個疾病完全從下一代的子孫裡面消滅掉，不會再出現，這是最好的疫苗。從這個角度來說，這一次的新冠疫苗是非常徹底的失敗。

那麼，疫苗到底是怎麼樣產生保護力的？以病毒來講，通常我們的疫苗就是病毒的一小部分，它模擬病毒進入人體以後提前啟動免疫系統，使它成為免疫力的一部分。

疫苗之下的免疫原理
••••••••••••••••••••

因此，要知道疫苗怎麼會產生保護力，就要了解病毒到人體裡面怎麼樣產生保護力，而我們的保護力就是我們通常說的免疫系統，免疫系統就像一個國家的國防與社會治安力量，它是對抗外來入侵的病毒。例如說我們住的社區，如果有外人進來的時候，我們的監視系統會偵測到，然後會給管理員或保全系統發出信號，發出信號以後我們免疫系統就會先派管理員出動去解決，如果管理員還不能解決問題，就會通知保全。

我們人體的免疫系統基本上也是這樣。就是說，我們現在如果面對病毒這樣一個外來的生物，它進入人體以後，從呼吸道進到氣管進到肺裡面，然後進到肺的細胞裡去，我們的細胞裡面就會有一些分子，免疫系統會自動地去辨認它，知道它是外來的東西。

然後免疫系統就發出訊號——這是人體非常奇妙的一種細胞技術。訊號發出來以後，就會啟動我們的先天免疫系統，而先天免疫系統解決不了的，也就是前面說的，員警解決不了的，那麼身體就開始召集軍隊力量，就是適應性的免疫，也叫後天免疫。我們的身體開始發出警示信號後，軍隊就集結了精銳的部隊過來，特別是細胞性的免疫細胞進來以後，它就會產生針對病毒的抗體，這個抗體就減少病毒的感染。

那麼部隊來的時候就跟員警不一樣了，在這個社區中可能有一些居民被煽動也成為壞人了。我們可以理解為先天免疫屏障是員警，後天免疫系統是部隊，而疫苗接種則是人工免疫，當前，這個人工免疫可能好也可能壞，而人工免疫最重要的問題，就是可能存在著很嚴重的 ADE 效應。

再來看自體免疫，也就是說，人體這個後天免疫一旦啟動，不僅僅是阻斷病毒的感染，對於那些已經被感染的細胞，我們的身體會通過 T 細胞，統統把它破壞掉。配合這種種的反應，我們的這兩套免疫機制叫做免疫力。

免疫力主要分為細胞性的和體液性的。體液性的存在身體的體液裡，例如說激素、抗體；而細胞性的免疫反應就更重要，它是專門來協調所有的免疫反應，另外也來毒殺被感染的細胞。大部分的免疫系統都是非常的複雜，所以我們的身體一旦動員起來，就像進入緊急管制狀態，而我們就會感到不舒服，尤其是像小朋友，一旦身體出現不舒服，整個人就萎靡了。

而此時很多大人不懂，就會各種想法逗他們，其實這個是身體啟動的管制機制，要讓其他的身體機能儘量少消耗能力，然後集中力量來對付外來的入侵者。這個時候就像國防部開啟戰鬥一樣，陸海空三軍，以及各類武器和精密導彈全部開始使用，而我們身體所使用的這些精密導彈是人類至今都還不明白的，也是病毒細菌沒明白的。

然而我們的疫苗呢？因為它只是病毒的一部分，所以往往只能引發一部分的反應，也可能會因為這樣認為的部分教育而導致誤導，從而產生更嚴重的 ADE 效應。所以我們的疫苗沒有辦法像真正的病毒引發那麼全面而且周全的反應，因此我們就會需要經過漫長的臨床測試，幾十年的臨床測試，就是為了盡可能地把這個疫苗研發得更趨近於病毒本身，然後盡可能地不出現誤導免疫系統的狀況，這個就是疫苗的基本原理。

2-4 ▶ 揭秘抗體依賴增強效應

好抗體和壞抗體

在了解 ADE 效應之前，要知道什麼是抗體。我們經常說的接種疫苗是為了產生抗體，那麼到底什麼是抗體？

這個抗體的形狀就是一個 Y 字形，它上面有兩個臂就像一個人上面伸出兩個胳膊一樣，底下是它的腿。這兩個外字型的區域很重要，尤其是最前面這個像觸角一樣的地方。這個地方主要是結合抗原的，就是病毒細菌各種表面的凸起，這個前面觸角的地方就是抗體的多變區，它就像一個變形金剛一樣，它可以結合各種各樣不同類型的抗原。

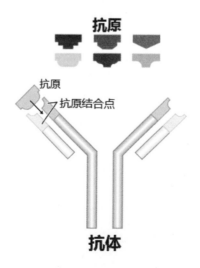

　　舉個例子，假設這個黃色的部分就是一種病毒的一個抗原，抗體的這個伸出去的多功能臂能夠把抗原牢牢地抓住，該清除的清除，該消滅的消滅，這就是好抗體的作用。這就是為什麼要設計疫苗的原因，大家期待通過接種疫苗能夠產生很多的好抗體，把這個病毒團團包住，把病毒消滅。

　　但這是一個理想情況，就是抗體必須能有效地識別出這個病毒。但是這個病毒的表面有很多的凸起，這些凸起是會發生變化的；並且這個疫苗接種之後所產生的抗體也不一定都是好抗體，也有可能是壞抗體。

　　壞抗體不但不能起到說明抗體來把病毒消滅的作用，反而有可能讓抗體把病毒抓住，帶到細胞裡面去，讓病毒更容易在細胞裡面繁殖。這也就是為什麼國際上過去研發一種疫苗需要 10 ～ 30 年的時間，核心就是必須保證接種疫苗之後所產生的抗體不會是壞抗體，不會成為間諜抗體。

來自登革熱疫苗的驚人發現

　　在這樣的基礎上，Antibody-dependent Enhancement（ADE）效應才能得到合理的解釋——ADE 跟壞抗體的作用是有關係的，這最早是在 1964 年，澳大利亞的病毒學家，首先觀察到的。他把病毒放在一個低濃度的免疫血清中，之所以選擇低濃度，是因為低濃度血清裡面的抗體濃度就很低，當這個病毒在很低濃度的抗體環境中，就比較容易觀察。他觀察發現，在低濃度的抗體血清中，病毒的複製不但不會被抑制，反而會被促進；促進病毒更容易去感染人體其他的正常細胞，他首次把效應命名為 ADE 效應。

　　1977 年，研究登革熱的科學家把 ADE 效應跟登革熱引起的重症及登革熱的臨床表現聯繫起來，也就是說歷史上有報導明確的有 ADE 現象的病毒，有登革熱病毒。這是個什麼情況呢？

我們先來了解一下登革熱疫苗的情況，世衛組織是 1978 年開始著手安排進行疫苗研發的，到了 2015 年 12 月 9 日，賽諾菲巴斯德宣佈該公司研發的登革熱疫苗 Dengvaxia 獲得墨西哥聯邦預防衛生風險委員會（COFEPRIS）批准，用於生活在登革熱流行地區的 9 歲～ 45 歲人群預防由所有 4 種血清型登革熱病毒所引起的疾病，成為全球範圍內首個獲批的登革熱疫苗產品。

至此，這支登革熱疫苗研發經歷了多長時間呢？從 1978 年開始至 2015 年，經歷了 37 年的研發時間。37 年的時間研發出來的疫苗，安全嗎？

2016 年 4 月菲律賓衛生部決定給菲律賓的小學生接種登革熱疫苗，一年後的 2017 年 12 月 5 日，因出現多名兒童接種後罹患登革熱及併發症死亡，菲律賓政府叫停了疫苗。為什麼呢？

說到登革熱，這個病毒跟新冠有點類似，也是很多病毒株的，也是分好幾針接種的。那麼在菲律賓接種的登革熱疫苗是什麼情況呢？登瓦夏（Dengvaxia）是巴斯德公司生產的登革熱病毒活疫苗，包括四種類型登革熱病毒的基因，也就是四種登革熱病毒株。這個疫苗要分為三針獨立的注射劑，相隔 6 個月注射。

理論上說，登瓦夏應該對四種類型的登革熱都有效，但實際上不是，對已患過其中一種登革熱疾病的兒童接種是安全的，而對沒有接觸過登革熱的兒童注射疫苗可能會加重患病風險。菲律賓的安全宣導者稱其為：「政府資助的最大的臨床試驗和衛生部歷史上的公共衛生騙局，使 83 萬名兒童和他們的家庭受到了傷害。」自從登瓦夏疫苗引發爭議後，菲律賓父母對疫苗的信心從 2015 年的 82％下降到 2018 年的 21％；同時，堅信疫苗很重要的父母從 93％下降到 32％。

到了 2017 年 11 月，巴斯德公司在網站上公開公告：「已發現該疫苗會增加未和登革熱接觸的兒童（無論年齡大小）的住院和細胞質滲漏綜合症的風險；並建議對於以前沒有被登革熱感染的人，不接種疫苗。」巴斯德公司宣佈，新的測試資料顯示，登瓦夏疫苗對血清陰性者（即對以前未感染任何類型登革熱病毒的人）可能會導致嚴重的併發症。

這就是一隻關於登革熱的疫苗，一隻研發了 37 年後接種會引發 ADE 效應的疫苗，不接種不會出問題，接種後反而再感染就會出更嚴重的問題。

無效抗體其實就是壞抗體

實際上，之前的 SARS 病毒和 MERS 病毒也出現過很嚴重的 ADE 的現象，而這次的新冠病毒也已經有研究明確指出存在 ADE 效應。

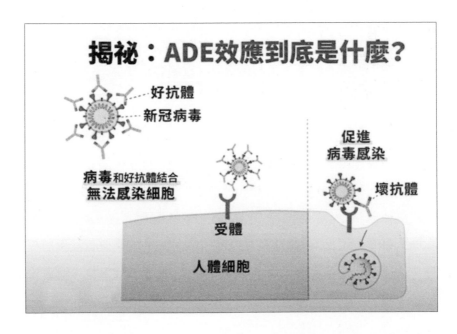

來自於自然雜誌發表的一篇文章，講了 ADE 效應的原理。我們可以看到左上角的這個圖，那些 Y 字型的東西，就是抗體。好抗體會把新冠病毒扎扎實實地包圍住後進行圍剿，然後再被吞噬細胞整個地吞噬掉，之後通過代謝系統清除。這就是一個好抗體，一個保護性抗體產生的理想作用狀況。

我們打完新冠疫苗，很多人在談論的抗體滴度，就是指好抗體的滴度。在理想狀況下，好抗體的作用就是把病毒團團包圍住之後，病毒表面的刺突蛋白的受體結合域就被掩蓋住了，它就不會跟受體細胞表面的 ACE2 受體去結合，這就直接阻擋了結合著抗體包住的病毒，簡單說就是抗體給病毒穿上一件衣服，它就不能輕鬆地去感染人體的正常細胞了。所以抗體產生的意義就在於包圍病毒，讓病毒不感染人體。

但是如果不能成為好抗體，反過來就可能是幹壞事了。左頁底下右邊的這個圖，當抗體不是有效的好抗體的時候，它作用的部位就不是好抗體結合的部位。我們看右邊這個粉紅色的 Y——壞抗體，它跟病毒只是輕輕地結合到一起，不是很緊密，然後它底下的這一端反而能夠把他拉到細胞的表面上去，最後導致它能夠促進病毒更好地去感染細胞，因為它沒有完全包住他，把它拉進去了，只是促進了人體正常細胞的感染環節。

所以很多人在不了解的情況下，就以為自己打了一針無效的疫苗，其實這是嚴重的錯誤認識。疫苗要嘛是能產生有效抗體，要嘛就是無效抗體即壞抗體，反過來促進我們感染。

ADE 效應並不是每個病毒都會發生的，因為人們經常用抗體療法來治療一些病毒感染，比方說乙肝病毒，水痘病毒，這種 DNA 病毒人們基本上觀察不到 ADE 效應，所以 ADE 效應更像是病毒特異性的一些現象。

　　登革熱病毒、SARS 病毒，這些 RNA 病毒或者是類似比較複雜多變的病毒，好像比較容易發生 ADE 現象。回頭來看新冠疫情，新冠病毒有沒有這種 ADE 現象？

　　美國杜克大學有一項研究，發表在細胞雜誌上。研究人員在體外實驗裡，把病毒、抗體，還有細胞這三樣東西放到同一個培養皿裡，科學家發現：有一部分抗體，不但不會抑制病毒感染細胞，促進新冠病毒去更多地感染人體的正常細胞。

　　當然這個機制有兩種情況，一個是依賴 ACE 受體，就是新冠病毒的細胞表面門戶依賴 ACE2 受體，但是不依賴抗體不變的片段；另外一種機制是依賴抗體的這個柱子，就是之前圖上說的那個腳的部分。所以它有兩種不同的機制，但是已經明確發現新冠病毒在體外實驗中，能夠促進病毒感染細胞的現象。

　　但是有一個好的地方，就是體內實驗用同樣的設計原理發現它不促進病毒的感染，但是這個體內試驗用的是老鼠和猴子，所以這個病毒到了真正的人體內會不會引發 ADE 效應，尚不好定論，只能說概率很大。這也就是美國 CDC 發佈的報告中，為什麼接種疫苗以後的人再感染的風險明顯比不接種疫苗的人再感染的風險要高 10%，這其中很大的可能性就是疫苗接種之後的 ADE 效應。

2-5 ▶

凝聚一場「沉默的海嘯」

新冠病毒也有 ADE 效應？

　　美國杜克大學的這項研究，明確的提醒了大家，新冠病毒存在著 ADE 效應，意謂著接種疫苗之後的再感染風險會更高。在美國杜克大學研究的基礎上，在流行 Delta 變種的時候，來自法國國家健康與醫學研究所的科學家們，對德塔變種進行了進一步的研究，2021 年 8 月份在感染雜誌上發表了一篇研究，他們就接著美國杜克大學這個研究接著往前做，因為杜克大學的研究用的是舊病毒，就發現了有抗體依賴的增強現象，他們換用了 Delta 變種病毒，用新的 Delta 病毒看看有沒有這個現象，發現 Delta 變種也有這個現象。於是法國的這個科學家團隊把機制做得更深入了。

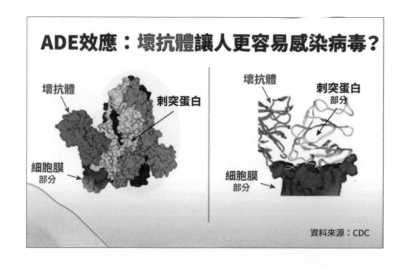

他們把以前的那篇研究中已經觀察到明確能引起抗體依賴增強的抗體的片段，拿來跟 Delta 變種病毒，做了一個三維分子的模擬圖，就是我們左邊看到圖細胞膜的部分，紅色的部分是細胞膜的成分，最右邊一個很大的倒三角形的一個錐狀的結構，是刺突蛋白的一個三維結構。然後黃色的區域是 n 端結合域，其中有一些片段就是產生壞抗體的一些片段，其中，壞抗體的地方已經用綠色標出。壞抗體結合到刺突蛋白的某一部分，同時也結合到細胞膜的一部分，這樣的話它就起到促進病毒感染的作用，使得 Delta 病毒更容易去感染人體的細胞。

科學家們把壞抗體中的序列放大看，發現它有兩個環狀的結構（就是右邊這個圖的兩個環形），像船錨一樣。這兩個環形的結構一邊拴住了刺突蛋白的黃色區域，也就是 n 端的區域，另一邊拴住了刺突蛋白和細胞膜表面結合的這個部分，即紅色的區域。

簡單地說，就是壞抗體有兩隻手，一隻手牽著病毒，一隻手牽著人體的細胞膜，疫苗的抗體就成為了病毒與人體細胞結合強有力的紐帶，讓病毒更快速地融合到人體的正常細胞，這就是疫苗接種之後 ADE 效應成為間諜疫苗抗體的原因。

法國的科學家透過這個研究得出一個結論，即在舊病毒的情況下，疫苗接種的好抗體的中和作用是明顯高過壞抗體的中和作用的，所以打疫苗的時候對舊病毒的感染還是有比較好的一個保護力的。但是如果在 Delta 變種病毒的情況下，壞抗體跟 Delta 病毒之間的親和力明顯增強，強於舊病毒，所以它更容易讓 Delta 病種病毒去跟受體表面結合，更容易入侵細胞。

　　這個結論是去年 8 月份發佈的，在這份研究出來之後，美國的疫苗接種率直接下降了。現在，這個 Omicron 的免疫逃逸現象更嚴重了，就意謂著我們疫苗接種所產生的抗體和 Omicron 變異株的親和力更強了，這必然導致的結果是，接種了疫苗之後感染 Omicron 的風險在提升。

　　那麼這個 ADE 現象為什麼嚴重？原因在於應對新的變種感染時，可能會起一個不利的作用，即不利於人體的自體免疫去清除變種病毒的感染。也就是說壞抗體如果增加的話，假設有個人他以前感染了舊病毒痊癒了，後來他又感染了 Delta 變種，如果壞抗體在其中起作用的話，很可能它後面的 Delta 變種病毒感染就更容易惡化成一個重症的感染。所以，疫苗接種如果無效的話就不僅是打了一針的問題，而是反過來有可能會威脅我們的問題。儘管目前對於 Omicron 的 ADE 效應還沒有實驗室發表明確的論文，但是從免疫逃逸增強的情況來看，ADE 效應是越來越明顯的。

疫苗研發週期暗示了抗體的秘密

　　現在大家知道為什麼疫苗的研發要 10 ～ 30 年的時間週期了嗎？除了副作用之外，另外一個更重要的因素就是必須化解與避免 ADE 效應。要把這個可能產生壞抗體的片段給敲掉，這絕對不是一兩年就能研發成功的。

　　為 Omicron 這個上呼吸道疾病，去搞個疫苗，真的有必要嗎？而且還幾個月就搞出來了，這打下去不是現在要命，就是過段時間要命，沒有要一些人的命是因為他們免疫能力非常堅強。如果現在還推行強行讓孩子接種疫苗，那後果將是不可想像的。

英國衛生部 2021 年 11 月份的一個新的報告，確診新冠的感染之後，28 天的死亡案例中，完全接種疫苗的感染死亡比例遠高於未接種的感染死亡比例，未接種疫苗感染的死亡比例才佔 21%，而完全接種，就是接種了兩針之後的感染死亡比例高達 75%。

英國安全衛生局:疫苗接種與新冠死亡率

	未打疫苗	打2劑後14天	總數
死亡數	708	2480	3310人
占比	21%	75%	

資料來源:英國衛生安全局

人類醫學史上就沒有出現過這麼荒唐的事情，沒有出現這麼匪夷所思的事情，就是疫苗要一針接一針的打。尤其是之前美國藥廠的這個疫苗謊言還沒有被揭穿的時候，就聽過各種輿論說未來疫苗接種常態化，每年都要接種一針。現在這個謊言在美國被揭穿了，大家有看到國際上誰再出來談論疫苗要不斷地接種嗎？大家都不接種了，接下來陸陸續續其他國家疫苗強制接種政策都會逐步取消。

人類是無法設計與改變生命體的，人類唯一能做的就是敬畏生命，敬畏病毒。

3

神奇的兒童免疫力

3-1　疫情下的優勢群體

3-2　新冠病毒，為啟動兒童免疫助力

3-3　成人比不過的聰明免疫

3-4　新冠病毒並不可怕

3-1 ▶

疫情下的優勢群體

不要小看兒童的免疫

· ·

很多時候因為家長的無知，經常把一個天才兒童硬生生培養成了連自己都看不上的樣子；很多時候因為家長的無知，經常把一個免疫力極強的孩子硬生生養成了體弱多病的孩子。這一切都只因為父母的愚昧無知。

CDC報告：兒童死亡新冠低於流感肺炎？

死亡原因	死亡數	比例每10萬
事故（意外傷害）	969	3.4
癌症	525	1.8
先天性畸形和染色體異常	274	1.0
襲擊	207	0.7
心臟疾病	115	0.4
慢性下呼吸道疾病	107	0.4
流感和肺炎	84	0.3
自殘、自殺	66	0.2
腦血管疾病	56	0.2
敗血症	48	0.2

新冠死亡
66例
10/3/20～10/2/21

資料來源：CDC

2021 年 9 月自然雜誌刊登一篇文章，提到有一群人在疫情中是處於免疫力的頂端，到底是哪一群人呢？結果很讓人意外，竟然是兒童，那麼為什麼兒童沒有受到這種最嚴重疾病的侵害呢？

根據美國 CDC 的一份報告顯示，從 2020 年的 10 月到 2021 年的 10 月，新冠所造成的兒童死亡的人數低於常規的流感肺炎，只是跟兒童自殺死亡人數相當。這就意謂著，新冠對於兒童來說，是一種致死率極低的疾病。那到底是什麼原因讓兒童在面對新冠病毒的時候，會具有如此與眾不同的免疫力呢？兒童的免疫力到底有哪些特點呢？兒童跟成人相比較，在免疫力方面會有哪些優勢呢？

實際上，從新冠一開始，就有一些科學家關注到兒童群體，他們發現在新冠病毒面前，兒童的自體免疫能力竟然超過成年人。自然雜誌上的這篇文章，就研究分析了這個問題，通常醫學上把巨噬細胞、噬中性細胞、中性粒細胞等這一類歸為先天免疫能力。然後另外一些，例如 B 細胞、T 細胞等，則歸為後天免疫。

基本上我們人體的免疫系統就是這樣兩套系統構成。那麼這兩套免疫系統分別代表著什麼含義呢？我舉個簡單，但不一定完全正確的例子來說明。

人體的先天免疫系統，就像我們的社區的保全系統，它預設好，翻牆進來的就會警報，沒有門禁卡進來的也會警報，拿著刀進來的也會警報，只要是這些直接破壞物理保護方式進入社區的統統都會觸發警報，只要是帶著惡意進入社區的，保全都會出動去攔截，去抓。所以只要是壞病毒進來，身體的先天免疫系統就會啟動去抓捕這些壞病毒。也就是人體內的先天免疫系統裡面的這些巨噬細胞、中性粒細胞或者是自然殺手細胞等，只要識別到這些病毒或者細菌是外來的，是外源性的，帶有惡意的，就會本能地撲上去把他們給消滅掉。

那麼什麼是後天適應性的免疫呢？那就是我們要對社區的保全進行培訓，例如那些穿著奇裝異服的，或者是眼神游移的，或是在社區裡躲躲閃閃的等，面對於這些人士出現在社區裡，保全應該怎麼樣做？如果是面對於一些在社區裡拿刀拿槍的，保全應該啟動什麼樣的應對方式來制服他們？那麼這種能力就是後天培訓得來的，就叫後天免疫能力，那麼這個培訓能力和儲備人員都很重要。

兒童免疫力和成年人有什麼不同？

現在我們來看自然雜誌上的一項研究。這份研究報告裡面聚焦的是中性粒細胞，把它當做先天免疫的一個典型的細胞群做一個特點來分析，我們可以了解到，在兒童還沒有感染病毒的時候，兒童本身的中性粒細胞能量遠遠超過成年人，超出的比例高達 21.85%，這就表示兒童的先天免疫能力遠高於成人。

此外，殺手 T 細胞、殺手 T 淋巴細胞，也就是這個殺手 T 細胞的一型和二型的能量跟成人差不多，但還是略高於成人，分別高出 1.12%，2.94%。這就表示兒童後面免疫反應的能力跟成人差不多，只是略微地高於成人。這個殺手 T 細胞一型和二型它也略有區別，一型它會釋放 α 干擾素以及 β 干擾素。

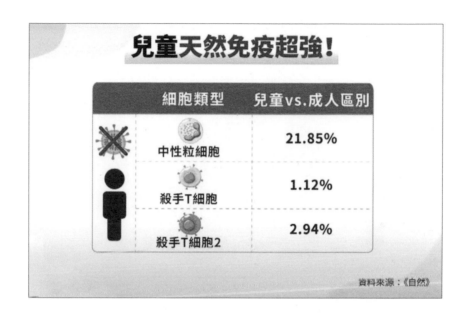

那麼二型的殺手 T 細胞它主要是釋放白介素 2、4 等這些，就是說它針對的是不同的後續反應工作，是針對於機體所需要的不同的抗體反應等，或者其他的是 T 細胞的效應細胞等，反應都不太一樣，但總體來說，從這三個簡單類型的細胞來看，我們會發現兒童的中性粒細胞高出成人許多，展現兒童在先天免疫這方面的能力很強。

簡單來說，就是社區的保全系統很可靠，並且雇用的保全人員很多，巡邏很密集，只要發現有惡意的行為就馬上展開抓捕工作。這就像我們通常入住的社區，新社區一開始的安保都比較好，時間久了之後，一些社區的保全系統也陳舊了，保全的巡邏也沒那麼積極了。

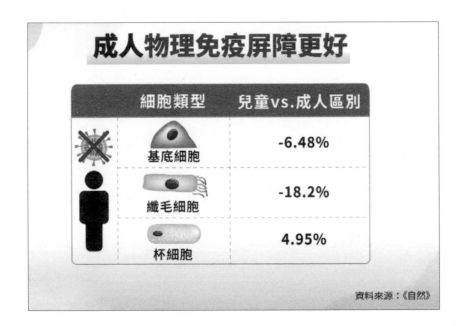

成人物理免疫屏障更好

細胞類型	兒童vs.成人區別
基底細胞	-6.48%
纖毛細胞	-18.2%
杯細胞	4.95%

資料來源：《自然》

　　當然，我們重點是在談論有關新冠病毒，主要是針對於呼吸道病毒的感染問題──人體呼吸道裡面的上皮層，這裡面不同細胞的組成其實很關鍵。這個怎麼理解呢？就好比社區的圍欄是不是堅固，門是不是可靠，警報功能是不是可靠，分佈密集度不同的話，系統的監視安全性也是不同的。所以從這個層面來說，兒童跟成人的物理免疫屏障也有區別。

　　兒童跟成年人還有一個區別，例如說像杯細胞就在上皮層裡面，它釋放的是一種黏液，所以一些人就知道我們的免疫系統裡面有黏膜保護系統。而杯細胞本身就會釋放黏液，黏液裡面包含溶菌酶、免疫血球素、黏蛋白這樣的一些成分，這樣有助於這些外來的病毒、細胞被黏液包裹，然後進入被身體吞噬掉。

　　而杯細胞，兒童就比成人高 4.95%。杯細胞的量比較多的話，相對來說它可能釋放的黏液成分比較多。那麼成年人的纖毛細胞比較多，比兒童要多

18.2%，基底細胞比兒童要多 6.48%。纖毛細胞就是細胞表面有很多纖毛一樣的東西，隨著成年人身體的進一步發育成熟，纖毛也隨之增多，也就有更多的物理屏障結構，像纖毛這樣的東西它能夠擋住一些異物，不讓它直接進入到肺部。從這些細胞結構上，兒童跟成年人有比較明顯的區別，這也就構成了兒童與成年人免疫系統能力本質上的區別。

3-2
新冠病毒，為啟動兒童免疫助力

當兒童與新冠病毒狹路相逢

我們再來看一張來自於自然雜誌研究的圖，就是比較研究了兒童與成年人，當他們遇到新冠感染的時候，會有什麼樣的變化區別呢？

這張圖它 X 軸就是年齡，Y 軸就是細胞族群的百分比變化，綠色的線是未感染的情況，紅色的線是感染的情況。最左邊的這個中性粒細胞，也就是先天免疫的能力，20 歲以下的，不論是感染還是未感染，中性類細胞能力都很強，年齡越小能力越強。

但是到成年人以後，它不論是感染，還是未感染所啟動的能力就沒有兒童時期那麼高了。更多的就是依賴於殺手 T 細胞的一型和二型，但是依然是年齡越小，感染後啟動的免疫反應能力越強。我們可以看到，隨著兒童年齡的增長，後續的殺手 T 細胞一型二型的細胞就會更多，會有不同程度的擴增。

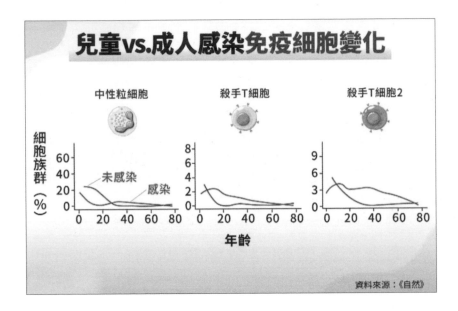

從這張圖裡我們可以看出,殺手 T 細胞一型,對於兒童來說,以 20 歲為一個節點的話,20 歲以前感染所產生的免疫能力是超強的,免疫系統能被非常有效地啟動。之後隨著年齡增長就開始出現下降趨勢。

殺手 T 細胞二型,0 到 20 歲這個階段感染的話,免疫能力也是最強的,然後就是第二個年齡階段,也就是 20 到 40 歲這個階段也是非常強的,感染後都能被有效地啟動,40 歲之後才開始隨著年齡的增長呈現下降趨勢。

此外,從免疫基因方面來看,也就是說,我們再深入到細胞內部來看一下,比較一下成年人和兒童感染和未感染,分別在呼吸道的上皮細胞裡面的免疫基因有哪些是被啟動的,哪些是被下降的。當然這個研究也只是一個整體的概念,或者說是關鍵基因的概念,因為人體的基因太多了,沒有辦法全部做分析研究。同樣還是自然雜誌上發表的研究,研究人員挑選出了一些個別的、代表性的基因。

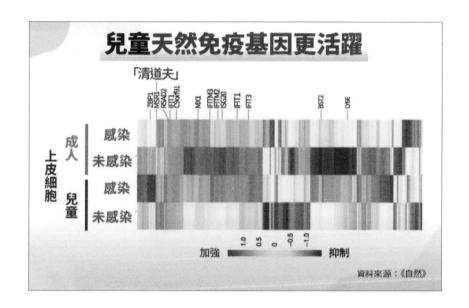

我們來看一下這個圖，這個圖就像一個溫度圖，裡面紅色的部分越紅，就表示感染後蛋白的表達基因被啟動的量越高。那麼藍色的就像低溫的比較冷的情況，顏色越淺就表示感染之後這個基因被抑制或者下調的越嚴重。我們看到下面兒童未感染的話，它有很多基因本來就是作為一個基線，它是沒有那麼活躍的，個別的話是有橙色的，大部分免疫基因都還處於沉睡的狀態。

那麼兒童一旦感染後，大家就看到有這麼多的基因──每一條線都代表著一個基因，也就是兒童被感染以後，有很大量的基因都被啟動，並且處於非常活躍的狀態，都呈現橙色乃至於紅色，紅色就是更高程度的啟動。

其中，巨噬細胞的清道夫受體細胞 MSR1 基因，在大家看到的兒童被感染以後，就被啟動呈現鮮紅色，就意謂著它啟動的程度很高，因為先天免疫的能力比較強的話，它會進一步啟動這些基因，讓它更有效地起到清道夫的

作用，掃除這些外來的新冠病毒，掃除外來的病原體。包括調節干擾素的表達基因等，這些基因在兒童中的啟動都非常明顯，遠遠高於成人被感染後的啟動程度。

這也就讓我們看到兒童在免疫系統方面，先天免疫中的噬中性細胞、清道夫細胞等，它的量本身比較大，並且啟動後的免疫反應都很強。這就意謂著這個社區的保全不僅很多，保全系統比較先進，並且這些保全還都是退伍軍人，制服外來擾亂者的能力也很強。整體來說，就是兒童內外的整個免疫系統，包括自身先天的免疫物理屏障等綜合方面都很強。

我們將未感染的成年人與未感染的兒童進行比較，就會發現未感染的成年人藍色的基線比兒童要相對的深一點，這可能是平時成年人體內的一些微量炎症現象。我們再看感染的情況，以兒童為標準的話，就會發現成年人感染之後的基因啟動程度就沒有兒童那麼強了。很多顏色都沒有兒童感染的那麼深，基本上沒有紅色，只有橙色與黃色，或者淡黃色，就表示成年人很多基因是處於下降的。

現在大家能理解了嗎？為什麼說小孩子不能太乾淨地養，否則他們的免疫系統啟動不了，也不用擔心兒童的感染問題，反而感染對於啟動兒童的免疫基因有非常大的好處。

病毒啟動了兒童免疫基因

從自然雜誌上的這份研究我們可以看到，兒童的天然免疫細胞是很強的，而且免疫基因也很活躍。兒童新冠免疫力這項研究的科學家推測，兒童之所以在新冠疫情中情況最輕，也是因為他們天然免疫力強。約翰霍普金斯

大學的傳染病醫生卡拉特博士曾經説過一句話，他説兒童面對新冠病毒所表現出的免疫現象絕對了不起，並且他還説這場疫情為數不多的希望之一就是兒童相對倖免於難。這就是為什麼我堅決反對兒童接種疫苗的原因。

　　除了上面內容所談到的這些方面之外，另外一個關於兒童在被感染之後免疫細胞的啟動能力怎麼樣的研究，也給出了令人驚訝的答案。

　　這一個研究是分析不同的免疫細胞在被感染以後啟動的程度，也是針對於新冠病毒，兒童被感染和成年人被感染作比較，左邊上下兩個圖是兒童的，上面是未感染的，下面是感染的。右邊是成人的，也是上面是未感染的，下面是感染的。然後我們看這裡面圈出來的，就是有一個類型的 T 細胞，叫 CD8 的殺手 T 細胞。

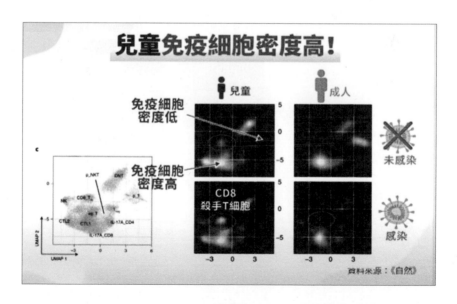

　　所謂 CD8 的殺手 T 細胞，是一個對抗新冠非常核心的免疫細胞。研究發現，新冠康復者體內是有 T 細胞免疫，而這個 T 細胞根據功能主要分為兩

類，一類表達細胞因數叫 CD4T 細胞，還有一類叫 CD8 殺手 T 細胞。而針對於這次的新冠病毒，發揮「殺手」功能的主要是 CD8T 細胞。也就是説對於新冠病毒，除了抗體以外，CD8 殺手 T 細胞是很重要的，因為它們負責把感染的細胞消滅掉，而在細胞之外的病毒一般來説才由抗體負責，把它中和或者清除掉。

我們的細胞被新冠病毒感染了之後——不論是 ADE 現象引起的感染，還是其他原因引起的感染，就不是抗體能解決的事情了，而是由 CD8 殺手 T 細胞來解決。

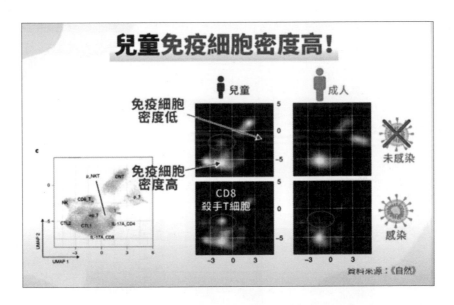

可以明顯看到，這個重要的 CD8 殺手 T 細胞，在兒童被感染後，啟動的程度是比較大的，所以我們看這個左下角這個圖圈出來的這個綠點就是比較亮，它代表這樣的細胞被啟動了，亮度越高就表示啟動的越多越強。

外來的病毒入侵和信號透過各方面傳遞到這些細胞，然後就被啟動，並且他會促使這些細胞加強它的防治，告訴其它免疫細胞，主人的身體系統有壞人入侵，需要馬上調集更多的人成為保全，就需要增加更多更強的抵禦能力，我們可以把社區裡的住戶馬上動員起來，就是把其他一些細胞調動起來，一起來提供安保與抓壞人。那麼這樣就能快速地增強抵禦外來病毒的能力。

從這個研究中，很明顯可以看到，成人被感染以後，CD8 殺手 T 細胞所能夠啟動的程度是非常有限的，而兒童中本來就比較高，然後又啟動得更高，所以可以説，兒童的先天性免疫在這方面存在優勢特點。

不僅如此，兒童在感染之後的後天免疫，也就是應對病毒感染以後的免疫擴增能力也是加強的，能被調動與啟動的免疫空間很大，這就是生命的奇妙。也是兒童應對新冠免疫的一個獨到之處，當然也是給兒童一次很好的免疫系統打開與啟動的機會。

疫情下的兒童肝炎

這次的兒童不明肝炎到底是怎麼來的？原因就是我們這兩年的過度防疫導致兒童的免疫系統沒有被有效啟動，所以遇到腺病毒就抵擋不住了。本來每年都有一些腺病毒出現，然後造成流感，在兒童中就相互傳來傳去，小朋友們在學校相互之間玩耍就相互形成傳播與感染，相互啟動免疫系統。

著名的英國醫學期刊《柳葉刀》（Lancet）在 5 月 12 日發表過一篇文章，由柳葉刀的編輯部撰寫──柳葉刀的編輯部對這次不明兒童肝炎與至今都無法解釋的這樣一種病症，進行了一次總結性的報導。研究人員表示，全

世界到 5 月 3 日為止一共有 300 多例；裡面有一些孩子需要肝移植，至今原因還是有待查證，目前以腺病毒為主要的調查焦點。

在這篇文章中，他們列舉了目前幾種假設，當然，這在醫學界並沒有定論。假設之一，研究人員認為，是由於沒有接觸病原體，因為新冠的大流行導致家長們大部分時間都是將孩子關在家裡，導致這些孩子缺乏接觸病原體而導致兒童的免疫缺陷，這使得他們更加容易受到腺病毒感染，並且出現了罕見的感染結果。或者，正如其他呼吸道病毒所見，放寬大流行限制可能會導致大量的腺病毒感染，從而檢測到更為罕見的感染結果。

另外一種假設就是，過去的感染或合併感染。這裡所說的合併感染，就是說多種病毒或細菌的混合感染。或者說對某一種的藥物環境因素的改變，而改變了宿主對腺病毒感染的反應。柳葉刀編輯部的這篇文章，也是一個假設，只是這篇文章更加客觀地跟世衛組織目前的調查一致，就是集中在腺病毒，以及兒童由於疫情封控所導致的免疫系統沒有獲得有效啟動有關。

現在懷疑的最主要的一個點就是腺病毒 41 亞型，英國衛生安全局 5 月 6 日發佈過一份有關兒童肝炎的技術調查簡報，裡面就明確的指出他們的調查發現：之前英國的 18 例腺病毒感染的引起不明肝炎均為 41 亞型。在阿拉巴馬州的兒童醫院的治療病例中，也發現了這些孩子有腺病毒的 41 亞型。

不過，柳葉刀編輯部寫的這篇文章，儘管有了更為明確的感染病毒的證據，但是依然不是定論。因為腺病毒感染是一個常見現象，被 41 號亞型感染也是一種常見現象，為什麼其他孩子沒有，而這批孩子有，這是他們要研究調查的關鍵。

　　他們發現最新出現的一些不明肝炎患者中，很少有報告患者是新冠感染陽性的，所以這到底是不是和新冠有關還存在著一個巨大的疑問，也是從一開始就指向於腺病毒而不是新冠病毒的原因。這些不明肝炎的兒童患者，他們中間感染新冠的只是少數，並且大部分也是沒有接種疫苗的。

　　我跟很多在海外的朋友說過，可以儘量主動地讓孩子去感染一下Omicron。當然西方國家感染 Omicron 之後沒有隔離，也沒人管，大家相互傳來傳去就結束了。可以說，這個病毒對於兒童而言是能有效啟動免疫系統能力的，但是如果我們人為的讓兒童接種疫苗，這對兒童的免疫能力而言便是人為的傷害。

　　過去我們談論傳染病的時候，一般會覺得兒童、老人、孕婦，這三類人群屬於高風險的人群。但是這次的新冠病毒，對兒童來說，感染後基本上是輕症為主，死亡率非常低。

　　西方國家從去年基本上都恢復了正常的學校授課，小孩子重新回到學校，那麼小孩子在學校環境中自然就更容易相互之間感染。因此就出現了兒童的感染的比例也大幅增加，但是基本上在整個西方社會，從學校到家長都沒有把兒童這一波的感染當回事。

3-3

成人比不過的聰明免疫

完整的病毒獲得完整的免疫

疫苗研發為什麼那麼難？為什麼自然免疫會遠遠強於自體免疫呢？其中核心的原因就在於病毒它不是一個單一的蛋白，病毒表面和內部都有著各種獨特的結構。我們繼續社區保全的例子，壞人進入社區，他有可能是同時攜帶多種危險工具的，例如刀、槍、手榴彈、威脅性液體等，藏在他身上的不同地方，那麼此時一個優秀的保全不僅識別出了這是壞人，還需要知道怎麼樣去對付這個複雜的壞人。

這就好比病毒，它實際上是包含了好幾個不同的蛋白的，因為它有表面的蛋白，例如說新冠病毒，表面不僅僅只有棘突蛋白，還有一些其他的結構蛋白等，同時它還有內部相應的 open reading frame one a b（ORF1ab），這個 one a b 主要是協助病毒 RNA 複製的各種酶，也就是病毒在複製它的下一代的過程中，有些酶要說明它，這些是病毒的另外一些重要蛋白，還有一些輔助蛋白。

這些輔助蛋白跟病毒的致病也是非常有關係的，像 open reading frm（ORF3b）或（ORF3a）這些不同的輔助蛋白的話，它其實對於抑制細胞的抗病毒的機制，抑制干擾素的表達等都會起到一些作用，所以這些不同的病毒蛋白構成了一個完整的病毒。值得注意的是，正因為病毒是一個完整的結

構，所以就不是我們簡單的理解滅活技術就是最好的，因為我們在滅活的過程中根本無法保障這個滅活之後的病毒與原來病毒的一致性。

那麼一個完整的病毒進入人體細胞以後，如何防止、抑制細胞本身的抗病機制，就是我們身體非常奇妙的地方了，不要過度但又能有效的防衛，這就是人體自帶的非常完整的一套免疫機制。

那麼，我們的身體如果能夠有足夠的反應，並且能夠有效地識別，也有相應的能力應對這些壞人所攜帶的各種武器，那麼此時，我們的免疫系統不就是個更全面更優異的防衛系統了嗎？

如果我們接種的疫苗，在後天教育我們的免疫系統時，如果沒有教會他們識別與應對各種攜帶複雜武器的壞人，然後只教會免疫系統認識一種攜帶著刀具進來的是壞人，那麼此時如果這個壞人喬裝打扮一下，手裡不握刀，而是攜帶了一把槍，還裝在腰部，我們的免疫系統就可能會發生識別錯誤，認為這個壞人是好人，這也就是 ADE 效應。

聰明的兒童免疫力

這個實驗它就是把免疫細胞，T 細胞等給他外面加上病毒的不同蛋白的部分片段，就是不同的多態組成的一個組合，混在一起，然後一起去刺激一下這些 T 細胞，看這些 T 細胞對這些外來組合混合的東西有沒有什麼樣的反應。科學家發現：經過這樣的刺激以後，兒童體內能夠表達干擾素的這些輔助的 T 細胞，竟然有超過 51.8%，而成人只有 9.6%，它是針對 open reading frame 1ab（ORF1ab）的，就是說兒童免疫系統裡的輔助 T 細胞裡面很多能夠識別到病毒複製下一代的這些功能的蛋白。

　　不僅如此，兒童的自體免疫中還有超過 60.3% 的殺手 T 細胞，除了能針對於 open reading frame 1ab（ORF1ab）這些蛋白之外，它對於病毒的一些輔助蛋白也有很強的針對性，達到 26.6%，而成年人對於新冠的 open reading frame 1ab（ORF1ab）這些結構蛋白反應會強一點，達到 75.6%，但是對輔助蛋白就比較少，只有 0.7%，遠遠落後於兒童的 26.6%。

　　對於輔助性的 T 細胞，實際上主要是結構性蛋白，所以在成年人中輔助性的 T 細胞就比較多，結構蛋白比較多，那麼就是說你產生的抗體主要也是針對結構蛋白的，佔比高達 86.6%，而針對於 open reading frame 1ab（ORF1ab）這些蛋白就小很多，佔比只有 9.6%。

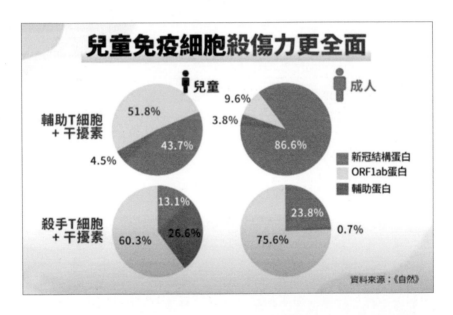

　　我們通過科學的研究看到成年人跟兒童，被感染以後產生抗體的能力與潛力是完全不一樣的，這些抗體針對的不同病毒蛋白也是有區別的，所以在應對新冠病毒時，所表現出來的免疫能力也是不同的。

簡單來說,兒童面對新冠病毒所啟動的免疫系統是更為全面且細膩,能夠有效地識別各種喬裝打扮的壞人,兒童的免疫系統更聰明。與之相對的,成人的自體免疫就沒有那麼謹慎,而更傾向於識別明顯的壞人。這就讓我們看到,兒童在沒有接種疫苗的情況下,即沒有人為地通過疫苗藥物擾亂兒童的免疫系統,那麼兒童的這個免疫系統將具備更全面且細膩的能力,這也就是為什麼在西方那些被我們稱為躺平的國家,很多兒童基本上被感染了以後,不容易發展成重症,基本上都是無症狀與輕症的原因。

open reading frame 1ab(ORF1ab),就是病毒複製酶,我們針對它的能力比較強,就在一定程度上能夠比較快,比較有效地抑制病毒複製。

3-4 ▶
新冠病毒並不可怕

兒童新冠住院率,比流感還低

除了兒童免疫力部分,我們再看看美國的一份實際新冠治療過程中的統計研究。美國兒童醫學院發表的一個報告,分析了 5 ～ 11 歲的兒童,他們得新冠以後的住院情況,當然要注意的是這個統計比較不是簡單的感染統計比較,也不是那些感染了自己在家就好了的兒童統計,而是感染了要住院的兒童的住院時間長短,也就是接受治療的一種程度。

這張統計圖中，中間的是得了新冠的住院率竟然只有流感的一半，最左邊的是流感，然後也比呼吸道合胞病毒的住院率低，也比兒童的多系統炎症綜合症要低很多。當然要注意的是，如果我們的孩子有基礎疾病的，也就是免疫力存在明顯缺陷的，那麼這類兒童在感染新冠之後引發的住院率是高的；即使如此，也還是沒有流感來的高。

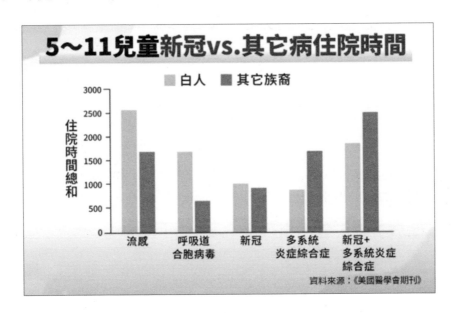

5～11兒童新冠vs.其它病住院時間

資料來源：《美國醫學會期刊》

美國兒童醫學院的這個統計資料顯示：對於 5 ～ 11 歲的兒童來說，整體的住院人數跟過去的流感期相比較的話，並沒有更嚴重，而是更少了。

美國的這個兒童醫學院的統計研究報告，在新冠大流行的情況下，也沒有對新冠進行統計，為什麼呢？因為資料量實在太小，在這些能統計的病症中新冠感染基本上是可以忽略不計的。然後就是有多系統炎症情況，或者說有基礎疾病的兒童感染了新冠之後他們的病症就會嚴重一些，即使是這樣的一種情況，他的死亡率依然是非常低，住院率也是最低，比流感

低 4 倍左右，對身體的系統影響也是最低。這個裡面的小於 11 這個死亡率沒有明確標出來的原因就是死亡數太少，都是 10 以下，所以就都用了小於 11 來表示。

大家看懂了嗎？就是常規的兒童新冠感染在這裡連統計都無法統計，幾乎可以忽略不計。但是在 Omicron 大流行期間，兒童整體的感染人數確實飆升了，70% 以上的美國兒童都感染了，但是這又怎麼樣呢？事實是這個住院率和死亡率方面依然很低，依然沒有超過流感。

5～11兒童新冠vs.其它病住院死亡

	2021年1～3月		2017年1～3月	
	多系統炎症綜合症	新冠(無多系統炎症綜合症)	流感	呼吸道合胞病毒
住院人數	379	343	1134	413
住院比例(每10萬)	5.7	5.1	17.0	6.2
死亡	<11	<11	<11	<11
身體系統影響	1.913	0.866	0.981	1.266

資料來源：《美國醫學會期刊》

這也就是為什麼在面對 Omicron 的時候，之前所有採取跟中國一樣物理阻斷模式的國家，集體選擇開放，全面取消管制，恢復到疫情前的自由流動模式，沒有核酸檢驗，出入境也不需要任何檢測，連口罩都不需要戴。

美國已經完成兒童群體免疫

根據美國 CDC 的統計，截至今年 2 月底，美國已經有 75% 的兒童自然感染，這確實在很大程度上意謂著美國的兒童在這次的 Omicron 大流行期間，藉助於 Omicron 的感染有效地啟動與強化了自體的後天免疫能力。這份研究報告是 CDC 最新統計出來的，重點是聚焦在自然感染。

至於怎麼樣鑑別這些人是屬於自然感染，而不是疫苗接種的呢？就看是否屬於血清陽性的，例如說之前被感染過，那麼檢查抗體就能馬上知道，再從這個人群中排除因為接種了疫苗所帶來的抗體陽性，然後將這些屬於自然感染篩檢出來，它是從這個角度去分析的。

我們可以看到，對於 18 歲以下的年輕人群來說，在 2021 年 12 月份以後的 Omicron 流行期間，感染速度非常快，經過統計發現兒童與青少年群體的自然感染率竟然達到 75% 了。

這就是說明：2020 年討論群體免疫（Herd immunity）的時候，所認為要建構群體免疫的疫苗接種率百分比已經達到了 75%。然後美國經過 Omicron 的短期感染發現，他們一直擔憂的青少年與兒童群體，在短時間之內因為 Omicron 的感染，已經完成了群體免疫的建構。

這就讓美國的抗疫總指揮，一個防疫保守派的人士出來宣佈美國結束新冠大流行，新冠轉為地方性流行病背後最根本的原因。就是 Omicron 直接在短時間之內幫助美國完成了群體免疫的事情，根本就不需要再去推動疫苗的接種。當然另外一個更重要的原因是基於現代醫學的研究，Omicron 已經演變成了一個上呼吸道疾病，而且感染後的症狀比流感還要輕。

這就讓美國很難再推動在兒童中進行疫苗接種的行為，所以我們之前就看到比爾蓋茲感嘆，很遺憾 Omicron 竟然是最有效的天然疫苗，並且比人類的疫苗要做得更好更有效。

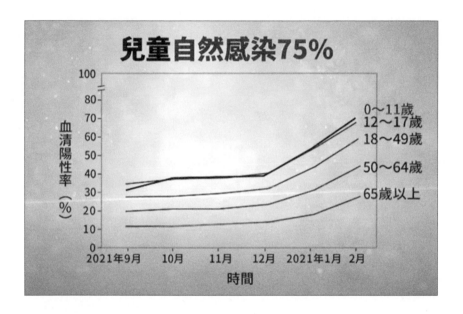

我們再來看美國的一個資料統計圖，0 ～ 11 歲的兒童青少年是這波感染中，感染率最高的人群，為什麼呢？因為這個群體之前沒有接種過疫苗，所以他們感染的時候血清的陽性率就會很高，也會攀升得很快。那麼對於美國而言，由於對病毒有著比較深入的研究，基於 Omicron 所帶來的全體高感染率所建構的免疫屏障，以及 Omicron 自身的殺傷力已經降到了極低，因此宣佈結束新冠大流行是有科學依據的。

疫情之下，大家需要理性客觀地去看待與思考問題，覺得小孩子怎麼會有這麼高的感染率，甚至比成年人感染的比例還要高，他實際上是血清陽性。那麼再看其他年齡層的人，當然也有飆升，但是整體看起來好像比例沒

有那麼高，也是因為他統計的只是自然感染了，對於很多成年人可能打過疫苗，打疫苗也可能在感染之前，就說你打疫苗前就已經被感染了，那麼就會導致我們分不清楚。畢竟，如果只是簡單的檢測，是會分不清楚到底是自然感染引起的血型陽性，還是打了疫苗引起的，所以人群本身就有一大部分可能沒辦法算進去。

　　我一直認為對科學就要保持敬畏的心，科學就是科學，比我們好的就虛心學習，而不是以狹隘的一些什麼情緒與主義自我封閉。以科學的方式與方法養育孩子，這才是一個合格的父母，願天下所有的父母都能走出自我的偏執認知，尊重科學、敬畏科學，還孩子一個本應該就有的強大免疫系統。

4

從病毒之猖到
疫苗之殤

4-1　新冠疫苗的誕生

4-2　腺病毒載體疫苗有什麼問題？

4-3　走紅的智飛疫苗

4-4　mRNA 疫苗，從開發到停止繼續開發

4-1 ▶ 新冠疫苗的誕生

大流行下的疫苗研發

這次疫情我們談得比較多的疫苗主要是 4 種，在中國主要是不活化疫苗（滅活疫苗）與腺載體或者重組蛋白疫苗；而在其他國家則是以 mRNA 疫苗和重組蛋白疫苗為主，當然也有腺病毒載體疫苗和不活化疫苗，基本上不活化疫苗都是個別的第三世界國家在使用。

現在的疫苗幾乎都是病毒的一部分，或者說病毒的顆粒。過去的疫苗，例如像天花或者是小兒麻痺的疫苗是藉助於不活化疫苗技術，就是把病毒殺死，讓它不具活性。但是這項技術的研發難度非常大，而且從之前的一些疫苗來看，研發週期都異常的漫長，其中的核心原因就是在滅活的過程中如何控制病毒不要形變，這個難度是非常大的。

然後另外一種，就是病毒的成分，例如說最常見的就是用病毒的蛋白質，像 B 型肝炎的疫苗，它就是用 B 型肝炎外套的蛋白做成疫苗，效果也是不錯的。這個就是次單位，即重組蛋白疫苗。蛋白疫苗組成一個顆粒，醫學上叫做次單位。

那麼 mRNA 技術的疫苗是什麼呢？其病毒的核心是核酸，但是要做出蛋白質的時候，因為蛋白質才是病毒的功能分子，也是免疫分子。但是從核酸

到蛋白質中間，我們要有一個傳訊的信號，這個傳訊的信號就是信使 RNA（mRNA）。傳統的疫苗主要都是病毒的顆粒，或是病毒的蛋白質的次單位疫苗，這個都已經成功了。因此，這次更多的技術開始轉向於研發更為精準的疫苗技術，也就是信使核糖核酸，即 mRNA 的技術。

這個 mRNA 技術疫苗，從 1960 年發現 mRNA，到 2020 年新冠 mRNA 疫苗上市，已經花了整整六十年的研發時間。那麼在這次的使用中，看起來還是存在著很多的問題，並且可能是比較不小的副作用。實際上，mRNA 簡單來說，就是一項平臺型技術，就是我們一旦掌握了 mRNA 的技術之後，就可以非常快速地針對不同的病毒 RNA 來合成，只要剪取一段病毒片段，就能馬上批量合成生產。

這樣一項平臺技術，美國在 2015 年就已經開始臨床測試了，主要是針對其他的一些例如癌症方面的治療，所以並不是這次突然之間冒出來的。那麼在這次疫苗研發的時候，研發藥廠的科學家，要先問一個問題，我們到底做得出來還是做不出來疫苗？

這裡要先預告一個秘密，關於這次疫情為什麼這麼多的藥廠爭先恐後地投入研發疫苗。就是因為這些藥廠發現了這樣的一個驚人的秘密，這個病毒是依靠免疫系統就能夠痊癒的疾病，並且是能很快痊癒的疾病。

如果這次的病毒，它感染之後人體不能快速地痊癒，也就是在感染後不能藉助於免疫系統很快被清除，那麼，就沒有那麼多疫苗廠牌敢打著全球第一支奧株疫苗的標語。之所以敢這樣，就是因為面對這個病毒有沒有疫苗根本已經不重要。

　　而且，接種後只要當場沒死，之後由於疫苗副作用引發的一些疾病與死亡，沒有人能證明是疫苗接種引發的。在操弄與集體失智的情況下，畝產萬斤的神奇魔術是很有市場的，管他背後餓死多少人。

　　實際上，之前的腸病毒，或是 B 型肝炎的疫苗，很多藥廠也很有興趣去做。為什麼呢？因為被腸病毒感染過的人，也都會自己好起來；得 B 型肝炎感染的人，大部分也會好起來，所以我們大概就知道做疫苗會成功。因為在研發疫苗之前，在還沒有經過臨床實驗，就透過病毒感染人體的這個自然實驗，證明這個病毒感染是可以依靠人體免疫系統痊癒的，所以才有人敢去開發疫苗。但像愛滋病病毒這種感染從來不會好的疫苗開發就非常困難，也就沒人敢去做這個事。

　　新冠肺炎的病毒，在最早期感染的時候，我們就發現其實大部分的人感染之後就會好。除了重症之外，大部分人都會自己好。基於這個科學證據，我們就知道人體即便感染了這個病毒，人體的免疫系統也會有很好的保護力，這樣的話發展疫苗就比較會成功，所以從這個觀點出發，研發疫苗就有機會了。

開發一款疫苗需要經歷什麼？

　　疫苗的研發是一個嚴謹的過程，環環相扣，不可缺少，但真正要判斷一款疫苗的好壞，是需要足夠的時間來證明。

　　即使新冠疫苗也不是一下子就能完成的，通常我們研發一款疫苗，需要先做動物實驗，來證明疫苗是不是有效，這個叫做臨床前的實驗。所以我們看到這個 mRNA 或者 DNA 蛋白質疫苗都先做過臨床實驗，臨床前的實驗在

動物模式，例如說在恒河猴或者是白老鼠。然後要證明這個疫苗有效，之後才會經過嚴格的生產過程，生產出之後就要進駐臨床試驗，通常第一期的臨床試驗就是看疫苗的安全性，這就先要有志願者接受測試，看看是不是安全，有沒有副作用，安全性通過以後再做第二期的臨床試驗。

第二期的臨床試驗就是說我們要用多少的劑量，然後要間隔多久，以及能不能產生有效的免疫力。在第二期臨床試驗以後，選定最適當的劑量跟間隔時間，然後就開始做第三期的臨床試驗。

第三期臨床試驗，通常疫苗都是要打幾萬個人，然後分成兩組，一組沒有打疫苗，一組是打疫苗，並且比較這兩組最後哪一組的發病率比較高，通常疫苗組應該是相較而言更低的。所以 WHO 的標準才會說疫苗組相對於沒有打疫苗的，它的保護率要至少有 50%，這樣的話 WHO 才會給疫苗廠商緊急授權去通過使用。

這也就是我為什麼會說「智飛疫苗」的臨床試驗更像是人為的，為了通過 WHO 的緊急授權使用標準而設計的一個臨床樣本，當然智飛的這樣一種設計，所出來的結果至少是中國疫苗中最好的，那麼其他的呢？大家可以自己去思考。

但是，最重要的其實是第四期的臨床實驗，叫做 post market，就是給疫苗廠商授權以後，在真實世界給大量的人使用的時候，這個資料才是最重要的，就像我前面說的，疫苗好不好，還是要看真實世界。

美國現在出現問題就是這個第四期，在大量真實接種之後追蹤研究發現副作用的問題非常大，以致出現了美國社會反對疫苗接種的情緒非常高漲。但是至少美國社會還可以追蹤研究第四期，中國呢？我們的第四期有人敢做嗎？有誰看到過第四期的研究報告？

　　好不容易有了同濟大學的追蹤研究報告，算是唯一一份被稱為第四期的追蹤研究報告，卻被禁止了。因為根據同濟大學的追蹤研究發現，我們的疫苗接種後是更要命的，大量的副作用與潛在疾病被催生出來。

　　輝瑞不管怎麼壞，至少它公佈了臨床中的一些副作用問題，把報告公佈出來了，當然西方國家的科學家們一直在追蹤研究第四期的問題，然後不斷地公佈接種後的副作用，導致現在疫苗被迫無法繼續推進接種。

　　那麼中國呢？中國的藥廠呢？大家看到他們的副作用報告了嗎？大家看到誰敢做第四期的臨床研究嗎？目前中國只有一種聲音，就是不要懷疑，不要質疑，我們的是最好的，最安全的。我還是忍不住地說，不允許被研究被質疑的背後往往是隱藏著不可告人的危機與傷害。

　　那麼現在西方國家的重點是在做第四期的研究，第三期儘管在人身上使用也做了相當多，但是還是不夠多，例如他做的是 3 萬個人，一組是 3 萬個人，如果不良反應是 10 萬個人才有，100 萬個人才有一個這樣就看不出來。

　　第二個是接種的時間，我們打完以後常常只是觀察半年，可是真實的世界裡面我們要看接種後一年兩年三年有沒有效果，所以現在 SARS-COV-2 的疫苗看起來是在短期裡面是相當有效，可是過了半年之後就會逐漸的遞減。這個是在第三期臨床試驗裡面沒有看出來的，這就是為什麼在真實世界的資料是非常重要，為什麼要做第四期的追蹤研究的原因。而之前不論是通過什麼樣的方式獲得緊急使用，但是我們還是要看它在真實世界裡面的效果到底如何。

　　因此，第四期就是要達到足夠接種量，而且要觀察的時間夠久，不能只觀察半年，可能要一年兩年或是三年，像 B 型肝炎的疫苗，我們要看它的

長期效果，5 年 10 年到 20 年，這樣才是真正有效的好疫苗。那麼對於這一波來說，真正了解醫學的人心理都有一個很大的疑問，就是人類怎麼會在這麼短的時間之內就研發出了一支疫苗，並且可以這麼普遍地打在大家身上，然後還有很多人都相信這疫苗是真的對他們有利而無害，這是非常神奇的事情。

在過去，人類研發的疫苗還有很多，有些是因為研發的過程中，因為漫長的研發過程，病毒自己消殺不見了，然後疫苗也就不了了之。有些疫苗沒有推出來，是因為研發過程中發現接種疫苗所產生的弊大於利，副作用的問題大於保護的問題，於是就放棄了，讓大家依靠自體免疫進行恢復。

但是這一次，在一些偏離醫學與科學力量的推動下，將疫情進行恐慌化，以致於被推成一種緊急的社會公共事件，於是就有各種藉助於緊急事件而繞過各種法律法規的事情出現了，包括疫苗的研發流程也被忽視了，大眾也沒有時間去做利弊衡量，就在一種心理與錯覺認知下接受了疫苗的接種。

4-2 ▶

腺病毒載體疫苗有什麼問題？

腺載體技術疫苗也是大流行期間不同國家都有在使用的技術，主要有四種：中國陳薇院士的康希諾疫苗，英國牛津的阿斯特捷利康疫苗，美國的強生疫苗，以及俄羅斯的 V 星疫苗。這幾種疫苗都是使用腺病毒為載體的疫苗。什麼是腺病毒——疫情期間英國的不明兒童肝炎就是腺病毒引發的。

在這個地球上，人類要面對非常非常多的病毒，而其中腺病毒是危害比較小的病毒，我們通常的感冒就是腺病毒引起的。通常腺病毒對人體產生的傷害性很小，有些腺病毒甚至不會對人體造成影響。

那麼，腺載體技術的疫苗是怎麼樣來製作的呢？就是將病毒的核心基因部分，也就是刺突蛋白基因部分給剪取出來，然後使用生化的技術將這段剪取出來的 RNA 轉變為 DNA。因為人體是 DNA，而病毒是 RNA，因此就需要將這個病毒的 RNA 先轉換成 DNA。但是直接注射這個轉變之後的 DNA 是無效的，因此就需要一個包裹這個 DNA 的腺病毒。

但是，這個腺病毒不好找，為什麼呢？因為這個腺病毒需要同時具備兩個條件：一是這個腺病毒是對人體沒有危害的；二是這個腺病毒是不會引發人體免疫反應的。有危害這個大家都懂，這裡就不需要解釋了。而不能引發人體免疫反應也同樣重要，就是說這個包裹著 DNA 片段的腺病毒注射到人體，如果被人體認為是個壞人，那麼這個 DNA 片段還沒來得及釋放出來，整個腺病毒就被人體的免疫系統給圍剿了。

中國康希諾疫苗使用的是第 5 型的腺病毒；牛津的阿斯特捷利康腺病毒疫苗則在技術上更厲害一些，直接使用黑猩猩的腺病毒，這個腺病毒會對黑猩猩產生影響，但是對於人來說是沒有影響的。而美國強生所使用的是第 26 型的腺病毒。從技術層面來說，俄羅斯的疫苗是最厲害的，接種兩針，第一針是使用第 5 型的腺病毒，第二針是使用 26 型的腺病毒，這樣的設計其實就是為了雙重保險，就是擔心人體本身對第 5 型腺病毒會有抗體而導致疫苗接種失敗，因此就再補上一針 26 型的腺病毒載體。

　　至於整個原理，就是這個腺病毒進入到人體之後，跟細胞結合並且分解，分解了之後裡面所包裹 DNA 的刺突蛋白就在人體的細胞內釋放出來了，然後這些釋放出來的刺突蛋白從人體細胞的裡面跑到人體細胞的表面，那麼此時人體的免疫系統就會發現這個細胞好像跟人體正常的細胞不一樣，這個細胞的表面有一些我們不認識的蛋白，那麼這個時人體的免疫系統就要啟動去消滅它，在這個消滅的同時就產生了免疫反應。

　　這個就是腺病毒載體疫苗的整個原理，跟滅活技術是完全不一樣的。這個病毒的刺突進入人體之後，是一個活的部分，就更容易讓人體的免疫系統進行一個完整的免疫識別與免疫回應的機制。

　　值得一提的是，腺病毒不需要添加佐劑來刺激人體免疫反應，理論上來說是對人體更安全，傷害性比較小而有效性比較高的一種疫苗技術。因為從疫苗技術的原理層面來說，不活化疫苗主要是激發抗體反應，而腺病毒主要是激發細胞免疫反應。我們看到中國的不活化疫苗添加了那麼多的佐劑之後，都還只是有限的抗體反應，並且衰減速度過快，當然這也是滅活正常的情況，通常就是只能夠維持 3 到 6 個月。

　　現在國際上還沒有完全搞清楚的一個事情就是腺病毒載體疫苗的問題。就是從技術層面來說，腺病毒載體疫苗是更環保一些，至少對於人體而言。但是俄羅斯的腺病毒載體疫苗出來後沒有人使用，牛津的阿斯特捷利康這種更厲害技術的腺病毒載體疫苗，在澳洲使用的時候出現了比較嚴重的不良反應然後被叫停了。也就是說，腺載體對於新冠病毒而言，目前存在著什麼樣的問題，醫學界也還沒有搞得很清楚。目前，在國際上也確實不太使用牛津的阿斯特捷利康和美國的強生。

4-3 ▶

走紅的智飛疫苗

保護效力怎麼樣

　　中國的智飛疫苗一經發佈，就受到了廣泛關注。2022 年 5 月 4 日，智飛疫苗的三期臨床報告在新英格蘭醫學雜誌上面刊登，從學術性層面來說，智飛疫苗比國藥、科興或者康希諾都要強一點，其他這幾種疫苗的臨床報告都還登不上這樣的期刊。

　　智飛疫苗和當前的大部分疫苗技術都不一樣，當前世界範圍內總共有四種新冠疫苗技術：一是以國藥、科興為代表的滅活技術疫苗；二是以牛津阿斯特捷利康、俄羅斯的衛星、康熙諾、強生等為代表的腺載體技術疫苗；三是輝瑞、莫德納、複星的疫苗，就是最新的 mRNA 技術疫苗；四就是智飛的疫苗，叫重組蛋白疫苗，美國諾瓦瓦克斯（Novavax）疫苗也是這種技術，就是重組刺突蛋白，簡單來說就是重組的一個 DNA 的技術，也就是說把新冠病毒的刺突蛋白上的受體組織，作為一個抗原的原版，然後用 DNA 技術重新複製組裝，然後把這個抗原通過氫氧化鋁的輔佐刺激人體的免疫系統的反應。

　　這個技術，是在乙肝疫苗上也有使用的技術。那麼，智飛的這個疫苗到底有沒有接種的必要性，我會慢慢陳述。我們還是先來談這個研究報告。

　　這項技術是安徽智飛製藥和中國科學院微生物研究所聯合研發的，疫苗三期臨床在亞洲的一些國家：中國、厄瓜多爾、馬來西亞、巴基斯坦、烏茲

別克斯坦進行的。三期臨床裡面選擇的人數是 28,904 人,論文中的 ZF2001,就是智飛疫苗的一個代號,接種組是 14,453 人,對照組是 14,451 人,差不多就是 1:1 的對照。臨床參與者的平均年齡是 35 歲,其中 93.6% 的人是在 18 ～ 59 歲之間,即年輕人到中年人;60 歲以上的老人只佔 6.4%。男女的比例,男性佔 67.5%,女性只佔 32.5%,大部分是亞洲人群佔了 80%,包括中國以及亞洲其他地區的非中國人口。而基礎疾病佔的是 13.2%。

Table 2. Vaccine Efficacy of ZF2001 against Covid-19 According to Analysis Groups.

Efficacy Analysis		At First Data Cutoff: June 30, 2021				At Second Data Cutoff: Dec. 15, 2021		
	Total Cases	ZF2001	Placebo	Vaccine Efficacy (95% CI)	Total Cases	ZF2001	Placebo	Vaccine Efficacy (95% CI)
	no.	no. of cases/no. at risk		%	no.	no. of cases/no. at risk		%
Analyses in the modified full analysis set*								
Primary end point: symptomatic Covid-19 occurring ≥7 days after the third dose	224	36/7359	188/7322	81.4 (73.3 to 87.3)	738	158/12,625	580/12,568	75.7 (71.0 to 79.8)
Secondary end point: severe-to-critical Covid-19 occurring ≥7 days after the third dose	14	1/7359	13/7322	92.9 (52.4 to 99.8)	49	6/12,656	43/12,568	87.6 (70.6 to 95.7)
Secondary end-point component: Covid-19–related death occurring ≥7 days after the third dose	5	0/7359	5/7322	100 (−8.4 to 100)	14	2/12,656	12/12,568	86.5 (38.9 to 98.5)
Subgroup analyses in the modified full analysis set								
Analysis according to age								
18–59 yr	216	35/7153	181/7111	81.2 (72.8 to 87.3)	710	150/11,921	560/11,846	76.0 (71.2 to 80.1)
≥60 yr	8	1/206	7/211	87.6 (2.5 to 99.7)	28	8/704	20/722	67.6 (21.9 to 87.8)
Analysis according to SARS-CoV-2 variant‡								
B.1.617.2, AY.4, AY.6, or AY.12 (delta)	130	21/7359	109/7322	81.4 (70.1 to 88.9)	454	96/12,625	358/12,568	76.1 (70.0 to 81.2)
B.1.1.7 (alpha)	29	2/7359	27/7322	92.7 (70.9 to 99.2)	35	4/12,625	31/12,568	88.3 (66.8 to 97.0)
B.1.617.1 (kappa) or B.1.617.3	15	2/7359	13/7322	84.8 (32.9 to 98.3)	68	15/12,625	53/12,568	75.2 (55.3 to 87.0)
Other variants or not identified§	50	11/7359	38/7322	71.3 (42.7 to 86.4)	181	43/12,625	138/12,568	71.9 (60.1 to 80.5)
Analyses in the full analysis set¶								
Symptomatic Covid-19 since the first dose	663	249/13,669	414/13,664	40.2 (29.9 to 49.1)	1255	405/13,909	850/13,899	55.4 (49.7 to 60.4)
Severe-to-critical Covid-19 since the first dose	59	26/13,669	33/13,664	21.6 (−35.1 to 55.0)	101	36/13,909	65/13,899	47.4 (19.8 to 66.0)

　　單一從臨床的設計方法與統計方法層面來看,和輝瑞、莫德納都差不多。然後做了兩次分析,一個分析是在 2021 年 6 月 30 日,也就是 7,359 人,接種差不多一半的人完成了三針接種,然後針對於這些人分析的結果是

對於有症狀感染者的有效率是 **81.4%**，對於重症的保護率是 **92.9%**，對死亡的保護率是 **100%**。

Table 2. Vaccine Efficacy of ZF2001 against Covid-19 According to Analysis Groups.								
Efficacy Analysis		At First Data Cutoff: June 30, 2021				At Second Data Cutoff: Dec. 15, 2021		
	Total Cases	ZF2001	Placebo	Vaccine Efficacy (95% CI)	Total Cases	ZF2001	Placebo	Vaccine Efficacy (95% CI)
	no.	no. of cases/no. at risk		%	no.	no. of cases/no. at risk		%
Analyses in the modified full analysis set*								
Primary end point: symptomatic Covid-19 occurring ≥7 days after the third dose	224	36/7359	188/7322	81.4 (73.3 to 87.3)	738	158/12,625	580/12,568	75.7 (71.0 to 79.8)
Secondary end point: severe-to-critical Covid-19 occurring ≥7 days after the third dose	14	1/7359	13/7322	92.9 (52.4 to 99.8)	49	6/12,656	43/12,568	87.6 (70.6 to 95.7)
Secondary end-point component: Covid-19–related death occurring ≥7 days after the third dose	5	0/7359	5/7322	100 (−8.4 to 100)	14	2/12,656	12/12,568	86.5 (38.9 to 98.5)
Subgroup analyses in the modified full analysis set								
Analysis according to age								
18–59 yr	216	35/7153	181/7111	81.2 (72.8 to 87.3)	710	150/11,921	560/11,846	76.0 (71.2 to 80.1)
≥60 yr	8	1/206	7/211	87.6 (2.5 to 99.7)	28	8/704	20/722	67.6 (21.9 to 87.8)
Analysis according to SARS-CoV-2 variant‡								
B.1.617.2, AY.4, AY.6, or AY.12 (delta)	130	21/7359	109/7322	81.4 (70.1 to 88.9)	454	96/12,625	358/12,568	76.1 (70.0 to 81.2)
B.1.1.7 (alpha)	29	2/7359	27/7322	92.7 (70.9 to 99.2)	35	4/12,625	31/12,568	88.3 (66.8 to 97.0)
B.1.617.1 (kappa) or B.1.617.3	15	2/7359	13/7322	84.8 (32.9 to 98.3)	68	15/12,625	53/12,568	75.2 (55.3 to 87.0)
Other variants or not identified§	50	11/7359	38/7322	71.3 (42.7 to 86.8)	181	43/12,625	138/12,568	71.9 (60.1 to 80.5)
Analyses in the full analysis set¶								
Symptomatic Covid-19 since the first dose	663	249/13,669	414/13,664	40.2 (29.9 to 49.1)	1255	405/13,909	850/13,899	55.4 (49.7 to 60.4)
Severe-to-critical Covid-19 since the first dose	59	26/13,669	33/13,664	21.6 (−35.1 to 55.0)	101	36/13,909	65/13,899	47.4 (19.8 to 66.0)

　　然後到了 2021 年 12 月 15 日第二次分析，這個時候的人數從上一次的 7,359 人變成了 12,625 人，差不多翻了一倍。這個時候分析的結果是，對於有症狀感染的保護率變成了 **75.7%**，重症的保護率是 **87.6%**，死亡的保護率是 **86.5%**。這三個數字至少目前來看，在我們所有的國產疫苗中，是表現最好的資料。達到了世界衛生組織的要求，世衛組織傾向的效能為 **70%**，但最低為 **50%**。之前的科興就剛過世界衛生組織的最低容忍及格線。那麼之前的輝瑞是 **95%**，莫德納是 **94.5%**，牛津·阿斯特捷利康平均為 **70.4%**。

對於中年 18 ～ 57 歲的人來說，他們接種一年之後的有效率，就是到 12 月 15 日的有效率是 76%，而對老人 60 歲以上的有效率是 67.6%，可見，對於老年人的保護力還是打折了。

研究人員也對於不同的變異進行了分析，其中最主要是 Alpha 和 Delta。到 12 月 15 日，Delta 的有效率是 76.1%，Alpha 的保護率在 88.3%。此外，研究人員還分析了第一劑以後的保護率，就是接種一劑智飛疫苗的保護率，到了 12 月 15 日，它的保護率才 55.4%，重症保護率 47.4%，死亡保護率是 75.7%。那麼這就意謂著，接種一劑智飛疫苗的效果是非常小的，也就過世界衛生組織的入門及格線。但客觀而言，這個和輝瑞、莫德納之間的差距還是比較大的，他們第一劑之後的保護率還是很高的。不過，從公佈的資料來看，智飛疫苗的副作用則比輝瑞與莫德納要好。

沒有回答的三個問題

從資料表現來看，智飛疫苗在國產疫苗中，的確是有效率要好一點，副作用要低一點。但是這份報告中的資料還是存在著不少問題，也可能是智飛故意不想說清楚的，具體來看：

第一，就是接種後半年的有效率。儘管報告的結果是 75.7%，但是有將近一半的人是在半年內連續接種的。正常來說，是應該要區分統計，也就是這個接種半年後的人群，與接種半年內這兩組要進行區分統計。我相信智飛手上是有這個資料的，至於為什麼不進行更細部的區分，很大的可能性是半年後的有效性資料不太好看，所以需要整合統計一下。

第二，就是臨床測試人員存在問題，這也是最大的問題。我們看到智飛多選擇的三期臨床測試人員平均年齡是 35 歲，都是些年富力強無災無病的人群。但是輝瑞三期的平均年齡是 52 歲，莫德納三期臨床測試平均年齡是 51 歲。然後老人的佔比太少，有基礎疾病的佔比也太少，基本上這兩類需要重要保護與接種的人群，卻在三期臨床資料中屬於忽略不計的少數樣本人群。這給人的感覺是智飛為了做安全性與有效性資料，而故意做了這樣一種人群選擇，這跟美國的疫苗廠商在人群選取上差距太大。當然，這比其他國產疫苗好很多了，例如科興與國藥，基本上之前的臨床報告就完全沒有老人。

至於科興和國藥，怎麼樣？我無法回答。畢竟，看他們的臨床報告，他們之前就是找一些全是健康的人去做臨床資料。然而這麼健康的人群，都被打出各種副作用，這樣來看，大家覺得老弱病殘孕這些應該要保護的群體是否還需要施打？

第三，智飛的三期臨床報告中還存在另外一個問題，就是針對有基礎疾病的人群偏低。而疫苗的初衷就是為了保護免疫力有缺陷的人，而不是拉正常的健康人群去接種。智飛的臨床資料中，基礎疾病的人群只佔 13%，並且這些人群的年齡還偏低。但是輝瑞的基礎疾病人群佔比是 21%，莫德納的基礎疾病人群佔比是 22%。智飛疫苗的臨床樣本數差了 10% 左右，這個樣本差距比例太大了。而在我們正常日常生活中，基礎疾病的人口差不多在 30% 左右。

最後，總結一下智飛疫苗，首先這個三期臨床資料是目前國內所有疫苗中最好的。但是很遺憾的是這個臨床資料是為了證明安全而設計的，人群找的都是年輕力壯的群體，這些群體自身的自體免疫幫助了智飛疫苗的有效率

提升，以及重症率與死亡率的下降，包括副作用的弱化，因為這個群體的免疫系統與代謝系統都很強。

而更糟糕的是，智飛疫苗的效果是要打三劑智飛疫苗之後才能達到的效果，至於打一劑，從報告上來看就非常不樂觀了。那麼對於智飛疫苗而言，需要儘快回歸到疫苗的初衷層面上來進行臨床，也就是針對有免疫力缺陷的人群，以及老年群體來進行臨床，看看保護力與副作用到底是什麼情況，而不是找一些健康年輕力壯的群體來再接種三劑才達到這樣的資料。

當然，對於 Omicron 的保護效力也還沒有看到，或許這也是智飛一直以各種福利的方式推動接種的原因，希望獲得針對於 Omicron 的臨床樣本數。但還是希望智飛不要為了證明安全性與有效性資料而設計樣本。真正去找那些有基礎疾病的老年群體來臨床，看看是真能有效保護，還是不小心就出事了。

為什麼智飛疫苗不如 Novavax ？

目前，國際上有兩種重組蛋白疫苗，一種是中國的智飛疫苗，一種是美國的 Novavax。重組蛋白疫苗，也是基於 DNA 技術，但是並不是直接使用這個重組的蛋白去注射，而是借用外來的細胞。

例如，智飛所使用的就是比較傳統的中國倉鼠卵巢上皮細胞，這種細胞在生化製作裡，在實驗室裡是常用的一種細胞。美國的 Novavax 所使用的則是他們自己研發的一種細胞，就是飛蛾的一種細胞。這些並不是很重要的問題，只要是能夠藉助於這些細胞體產生刺突蛋白，然後再使用生化的方式將這些刺突蛋白提取出來，注入到人體內就可以了。

　　這項技術的好處就在於不是整體的病毒，而是病毒最重要的表達部分，就是蛋白的那部分。所以不需要擔心不活化疫苗的那種滅活沒滅夠，還是活的，或者是滅活過度了等等問題。這項技術本身就不是不活化疫苗能夠比的，甚至是比腺病毒載體疫苗更進步，就是將這個病毒蛋白的表達合成直接在人體外面生成結束，而不是像腺病毒載體疫苗那樣在人體內再進行生成。所以重組蛋白疫苗的各方面副作用與不良反應是要比滅活與腺載體都要小很多。

　　但是，它的缺點就是所產生的免疫反應是比較弱的，因為沒有經過整個人體的免疫系統迴圈。那麼此時要解決這個免疫反應弱的問題，通常就是兩種方式，一種就是加入更強的佐劑，然後繼續多打幾針。而美國的 Novavax 為什麼只要打兩針，而智飛需要打三針呢？因為人家的技術更加先進，這就是我們一直說的國產汽車發動機與進口汽車發動機的區別的例子。

　　美國的 Novavax，使用的是更先進的納米技術。也就是說，這個提取出來的刺突蛋白進入人體，因為都只是一些小小的刺突點，所以人體的免疫系統就很難有效地識別。因此 Novavax 藉助於納米技術，將這些游離、分散的刺突蛋白做成一個合成的球體，這樣進入人體之後，人體的免疫系統就能非常有效的識別出來，產生比較強的免疫反應。

　　那麼不論是 Novavax 的這種更先進的納米技術，還是智飛的這種比較落後的技術，要想更好地對人體的免疫系統產生刺激，都需要配合佐劑。而 Novavax 所使用的佐劑是對人體的傷害及副作用更小的天然環保的植物提取物，也就是皂角樹提取物。而智飛疫苗則和不活化疫苗一樣，使用的是毒性更強的重金屬佐劑，也就是氫氧化鋁佐劑。

　　所以，現在國際上就出現了在疫苗的佐劑添加中使用天然佐劑的方法，但是使用天然佐劑的背後則是更先進的技術支援，例如我剛才說的 Novavax 在同樣的重組蛋白技術上就直接使用的納米合成技術。簡單來說，就如同美國使用的是 5 奈米的晶片技術，中國還是 28 奈米的晶片技術，就是這樣的一種差距。

4-4
mRNA 疫苗，從開發到停止繼續開發

　　mRNA 疫苗技術是目前最新的、最先進的技術，但是這項技術如果從疫苗研發歷史上來說，已經研發了 60 年，並且在 2015 年就已經進入臨床了。目前主要是美國與德國合作的，或者簡單地稱為輝瑞和莫德納這兩家公司。不過，這項技術並不是針對於新冠，而是主要針對於癌症治療與預防。只是這次新冠加速了這項技術的使用。

　　什麼是 mRNA 技術？應該說是目前這個階段人類醫學或者說是人類生命科學史發展的一個最高峰的技術，就是將細胞信號傳遞的這個 RNA——信使 RNA（mRNA）直接截取出來，這個疫苗技術最初的研發是為了用於癌症預防與治療用的。舉例來說，就是人類發現細胞直接的資訊傳遞方式後，知道了細胞的情報傳遞方式，於是我們就簡單粗暴地將這些情報，也就是 RNA 直接給截獲，然後人類通過特定的技術製作一些情報，重新注入到人體內，就是這麼簡單粗暴的方式。當然這也是最有效的方式，因此我說這項技術是

目前人類生命科學領域的一項高峰技術，未來會不會再突破我不知道，但是至少在這個世紀，這項技術都將會是接下來很多疾病治療的主流技術。

那麼這項技術的核心難點在哪裡呢？不是在 RNA 的獲得，而是在於包裹 RNA 的這個保護體。這個保護體必須要具備三方面的要素：一是要能夠有效包裹 RNA，並且保障 NRA 包裹之後的活性，因為這個和之前說的那些都不一樣，是沒有轉換的過程，就是單鏈的 RNA，這個 RNA 一旦暴露在空氣中，或者受到干擾就馬上沒了；二是這東西得對人體無毒害無副作用，要不然這 RNA 就死了，所以也無法添加佐劑，並且在人體是可降解的；三是人體的免疫系統得接受這個 RNA 外面的包裹，並且歡迎它進入人體細胞。而這一些條件也是構成當前 mRNA 疫苗需要進行超低溫的存儲與運輸的因素之一。

因此，mRNA 這項技術的核心就在於這個 RNA 外面的包裹部分，這個是核心的技術。那麼大家就明白了，只要研發成功這個信使 RNA 外面的包裹部分，做什麼疫苗都將會比較快，就如同做包子一樣，只要外面的這個包子皮的技術掌握了，那麼包子餡就不是什麼核心問題，要做什麼樣口味的包子就更不是問題，只要更換包子餡就可以了。

理論上說，美國是可以利用這項技術更快速地研發出各種新冠變異株的疫苗，為什麼不做了呢？因為現在的 Omicron 已經不需要疫苗了，新冠嚴格意義上來說到 Delta 變異株的時候就已經結束了，到了 Omicron BA.2 都已經跟之前新冠沒有什麼關係了。

現在的 Omicron 已經完全只是一個上呼吸道疾病，只是個小號感冒，這個從朝鮮的情況我們就可以看到。那麼現在專家提倡的反復核酸，這背後跟

防疫的關係不是很大，跟利益的關係更大，如果要對感冒做核酸，這個確實是需要不斷的反覆核酸檢驗，因為這些上呼吸道疾病的傳播速度太快了，有時候篩檢的慢一點自己就好了，就篩檢不出來了。或者是篩檢之前喝了熱開水，也可以因為這個白開水的療效而導致篩檢不出來。

mRNA 技術，也就是細胞信使 RNA 是在 1960 年代被發現，美國於 2000 年前後起全面開始用於醫藥品的開發，2015 年正式在美國的醫院裡用於臨床試驗。在全球申請的 10864 項專利中，按國別來看，首位是美國，高達 5167 項，佔整體的 48％。其次是德國（1317 項）、中國（858 項）和瑞士（同前）。日本以 838 項排在第 5 位。目前成為研發核心的是美國和德國。

按具體申請方觀察專利數量，德國 CureVac 以 745 項排在首位。該公司成立於 2000 年，長期推進 mRNA 疫苗的研發。此外，美國莫德納（Moderna，272 項）和德國 BioNTech（79 項）等涉足新冠病毒疫苗的企業也躋身前列。也就是説，中國在 mRNA 領域所掌握的專利和日本差不多，都只是美國的零頭，而全球這個領域的巨頭是德國和美國，因此我們就看到這一次的新冠疫苗是美國的輝瑞與德國的 BioNTech 強強聯手然後快速地研發出來。

而與中國在 mRNA 技術領域實力相當的日本已經明確表示他們生產不出批量穩定並且可靠的 mRNA 技術疫苗，不是他們研發不出來，而是無法可靠地生產出來，這個就是極端技術的門檻。就好比發動機一樣，我們都知道原理，但就是生產不出那種精密度與性能的發動機。

美國在這個領域耕耘了 60 年，中國可以用 2 年時間就達成一樣的成就嗎？在不追求性能的情況下，幾乎可以説是硬生出來的。簡單來説就跟中國

生產的國產汽車發動機一樣，也是可以造出來的。但是中國國產汽車發動機是什麼情況呢？到現在為止都還無法進入世界第一梯隊，還是二流、三流。但中國的一些民眾或許是有比較強烈的愛國主義與犧牲精神，看起來像是已經做好為中國生物醫藥技術發展並且貢獻的心態。

5

不活化疫苗的
安全陷阱

5-1　不活化疫苗暴露安全隱憂

5-2　不活化疫苗副作用之謎

5-3　不活化疫苗和白血病有什麼關係？

5-4　面對疫苗的不良反應

5-1
不活化疫苗暴露安全隱憂

不活化疫苗「最安全」？

大部分人對於疫苗技術並不了解，誤以為滅活技術是最安全的，其實我們只需要用最簡單的邏輯去思考兩個問題：第一，滅活技術是不是在全世界都是最成熟的？第二，中國目前的生物醫藥技術在全球還排不進前十。

那麼那些生物醫藥技術更先進的國家為什麼驚人一致地不選擇不活化疫苗技術？不活化疫苗技術在之前的一些疫苗研發中都出現了 ADE 效應。這個我們從美國 CDC 公佈的資料中就能看到，就是接種了疫苗的人再感染的風險明顯比不接種疫苗的人再感染的風險高了 10%。

現在全世界的疫苗陷入了一個無真相的局面，就是最開始宣傳疫苗可以保護並且阻斷病毒，但是接種之後發現根本無法實現病毒的有效阻斷，於是就改成可以預防重症與死亡。但是到底是不是真的能夠預防重症與死亡，目前是真不好下結論，總之死亡的人數中有接種的，也有未接種的。但是從美國 5 月 22 日發表的一份報告，就是針對於美國聯邦政府公立醫院的統計資料來看，感染 30 天內，疫苗接種後突破性新冠感染者死亡風險是季節性流感患者的 2.43 倍。

什麼叫突破性感染呢？簡單來說就是接種了疫苗之後的再感染風險，這個之前在美國就有研究發現，接種疫苗後的人群再感染的風險比沒有接種疫

苗的人要高。而目前的情況來看，似乎也是這樣一個情況，全球範圍內凡是疫苗接種率越高的國家，新變種來的時候感染率也就越高。因此，一些國家也確實已經在考慮取消疫苗的強制接種策略，但是不論是否有這個政策，接種疫苗一直都是自願的原則，畢竟這是一種新的藥品，是一種沒有經過充分臨床試驗的藥品。

目前，國際上對於新冠總共有四種疫苗技術：第一是不活化疫苗（Inactivated vaccine，滅活疫苗）、第二是腺病毒載體疫苗、第三是重組蛋白疫苗、第四是 mRNA 疫苗。那麼這四種疫苗技術，中美之間分佈是怎麼樣的呢？大部分人可能都不知道。專家不講，媒體不允許報導，為什麼要集體沉默呢？甚至我曾因談論這些科學的事情，有憑有據的談論，卻遭到了一些力量非常強烈的干預。

來看不活化疫苗。不活化疫苗是最陳舊的技術，但是很有意思的事情是這次國際上除了中國之外，其他國家，美國、英國包括俄羅斯都不選擇這項最陳舊的技術。為什麼呢？根據美國高福的說法是，他們國家的實驗室水準達不到，因為我們有 P3 實驗室快速響應。至於這個話，是真是假只能自己判斷，畢竟美國 P4 實驗室的數量都遠超過中國。

其實核心原因，就是這項技術要面臨淘汰。打一個不恰當的比方，之前的大眾桑塔納汽車很厲害，但是汽車技術在發展，現在的汽車發動機跟之前的汽車發動機技術完全無法相提並論，而我們還談我手上有之前的桑塔納汽車技術，是最好的技術，更何況現在都已經是在開發新能源車了，連這些發動機技術都不要了，這樣大家就能理解這種技術邏輯了。

當然這個比喻不是很恰當，原因是汽車發動機差一點不會對生命健康造成影響，但是滅活技術則不同，之前例如麻疹、中東呼吸綜合症、登革熱、

呼吸道合包病毒、SARS 等方面的研發中，採用滅活技術的時候最終都出現了問題，也就是 ADE 效應。簡單來說就是不接種疫苗沒什麼太大事情，接種了疫苗之後反而問題更大。

這背後其實是跟病毒的特性有關係，就是針對單鏈的病毒，也就是 RNA 類型的病毒，這類病毒因為自身的不穩定性，是非常容易形成抗體增強依賴效應的。但是針對於 DNA 這種雙鏈結構的病毒，就比較穩定，使用滅活技術的疫苗也會相對安全。

另外一個被忽視的問題，也是所有專家與疫苗廠商閉口不談的，那就是不活化疫苗的製作技術，也就是為什麼會有記者公開提出來疫苗接種後兒童白血病患病率上升的問題。這得從這次不活化疫苗的製作技術層面來了解下，不活化疫苗是指先對病毒或細菌進行培養，然後用加熱或化學劑（通常是 β- 丙內酯或福馬林）將其滅活。

那麼我們這次新冠不活化疫苗的製作原理很簡單，首先是使用非洲綠猴腎（Vero）細胞進行病毒培養擴增，然後對病毒進行滅活處理。可以肯定的是沒有採用加熱的滅活方法，那麼剩下的就是化學滅活方法了，不是 β- 丙內酯就是福馬林。那麼什麼是 β- 丙內酯（BPL）？這曾經是一種商業上重要的化學物質，會引起實驗動物的各種腫瘤，這一發現導致其使用量大幅減少。然而，由於其化學功效，這種可能的人類致癌物仍被用於疫苗中以滅活病毒。

那麼什麼是福馬林？其實就是甲醛的水溶液，也就是說，甲醛的液體狀態叫福馬林。這就是為什麼記者會公開提問兒童疫苗接種之後白血病的發病率會上升，因為我們都知道家裡的傢俱或者油漆如果含有甲醛的話，透過呼吸吸入就容易患上白血病，那麼這個不活化疫苗是病毒直接浸泡在甲醛裡，然後等病毒死了之後再拿出來加入氫氧化鋁佐劑，這樣勾兌一下就直接注射了。

大家覺得空氣中呼吸能吸入的甲醛多，還是這個濃縮了的液體的福馬林注射的濃度高？呼吸的我們都已經很害怕了，那麼這個直接給人體注射怎麼就這麼多人不怕了呢？當然，注射的不可能全部都是福馬林，那直接就不用活了，而是病毒滅活了之後就是大量攜帶著福馬林，然後再混合氫氧化鋁佐劑。但不論是 β- 丙內酯還是福馬林，都是高致癌性的化學藥品，這也就是一些人沒接種疫苗的時候都沒問題，接種了疫苗之後就檢查出了有腫瘤。

三問不活化疫苗

當全世界都掌握著不活化疫苗技術，卻並不使用這項疫苗技術的時候，我們至少應該意識到，這背後多少隱瞞著什麼問題。從不活化疫苗接種的現狀來看，至少有三個問題是需要被回應的：

第一個問題，接種疫苗的時候是否有反抽？目前來看是沒有的，因為我跟一些醫療器械廠商討論過，他們現在生產的注射器基本上都不帶反抽功能。這個反抽的目的是什麼呢？就是針頭插入到肌肉的時候，抽一下看看是不是有扎到毛細血管，如果有扎到毛細血管就要重新扎。

那這又是為什麼呢？原因很簡單，如果是注射到肌肉的，就是滅活的病毒、福馬林以及這個氫氧化鋁佐劑這些，那麼我們還可以藉助於肌肉這道屏障先代謝一下，傷害性就能有效的降低。但是如果沒有反抽，就很容易不小心直接扎到毛細血管上，就意謂著這些液體的福馬林與氫氧化鋁就直接注射進血管裡，那麼此時我們人體怎麼代謝呢？這是一個非常重大的注射隱患。

如果福馬林和氫氧化鋁佐劑直接打入人體，尤其是兒童體內，那麼對於免疫力特別好的孩子是能夠有機會自我痊癒的，但是如果對於那些免疫力差

一點，或者是那幾天免疫力有點弱，那麼，這個福馬林直接打到血液裡根本就來不及代謝，此時必然就會誘發白血病，或者是誘發其他的病症。

這就是我為什麼一直反對在當前的 Omicron 變異株階段對兒童群體接種疫苗的原因，包括成年人群體，應該完全遵循自願接種的原則。可以說，在當前的 Omicron 階段接種疫苗的弊遠大於利，很多人都會出現各種各樣的不適，或者被誘發出其他的疾病，核心並不是這個滅活的病毒本身，而是滅活的這個福馬林和氫氧化鋁佐劑對人體的傷害實在太大。

第二個問題，疫苗一旦接種之後不能產生有效的抗體，那麼我們身體內產生了什麼抗體呢？因為氫氧化鋁佐劑打進去是不可能讓免疫系統不反應的，那麼如果不能產生有效的抗體，就是產生了可能更容易結合病毒的抗體。而且，目前的研究明確氫氧化鋁佐劑對人的腦神經會造成毒性傷害，會造成兒童多動症、老年癡呆症，嚴重的會造成呼吸困難，或者接種後會莫名其妙地出疹子等，並且孕婦是明確不能使用的。

第三個問題，就在於我前面說的，RNA 的病毒就比較容易產生 ADE 效應，很不穩定，那麼此時遇到不活化疫苗，就是一個病毒的屍體，這個病毒的屍體顯然跟活的是不一樣的，就如同我們人一樣，活人和死人看起來就是不一樣的。那麼此時我們免疫系統對於活的完整病毒是可以進行比較好的識別，但是對於這個屍體建立了認知之後，在真正出現活的病毒感染的時候，是很容易出現識別錯誤，可能就會誤會這個病毒是友軍。

就是因為滅活技術的疫苗在技術層面存在著比較大的不可控性，以及這些滅活的福馬林與氫氧化鋁佐劑導致對人體的傷害太大，因此，西方國家一致不採用這項技術，包括俄羅斯都不採用這項技術。

最後，我再補充談一個問題，就是為什麼我們要加氫氧化鋁這樣一種毒性比較強的重金屬佐劑？原因還是在於滅活技術，就是我們免疫系統對於這種屍體類的病毒所起到的免疫響應是很弱的，但是對於活體就會回應很快，因此就必須要藉助於更強的佐劑來刺激免疫系統。

於是問題又來了，這一針一針的接種，一方面是這些留存在體內的福馬林和氫氧化鋁佐劑都還沒代謝完，然後新的一針又來了，代謝來不及的話，不就會誘發其他的病症嗎？另外一方面是，這種藉助於重金屬氫氧化鋁為佐劑的人為化合物不斷地刺激人體的免疫系統，在這樣的情況下，人體的免疫系統是會出現疲勞的。

尤其對於老年人群體而言，接種不活化疫苗的效果往往是弊大於利，因為老年人的免疫系統回應能力本身就比較弱，就是這些氫氧化鋁佐劑進去之後都還是很難激發免疫系統。但是老人的代謝系統能力卻也相對的弱了很多，對於老年人而言，多呼吸一定的甲醛，代謝都會困難，那麼這些直接注射進去留在體內的福馬林和氫氧化鋁怎麼處理呢？慢慢代謝，但每一刻都有可能誘發其他的身體疾病。

所以大家一定要用常識去思考，當全世界都掌握這項技術，並且是一項陳舊的技術，然後都不使用這項技術，而就中國使用的時候，就算不懂醫學與生物醫藥技術，只要用點常識思考一下為什麼？——一定不會是所有科學家都集體愚蠢，就中國的科學家聰明。原因很簡單，西方這些國家的科研是獨立的，如果他們採用不活化疫苗技術，這些對人體高危害性的化學品打到身體裡去，到時候出現健康狀況的時候，藥廠是要賠償到破產的，並且政府的藥品安全性審核也過不了。

5-2 ▶
不活化疫苗副作用之謎

健康基礎指標的異常波動

　　上海同濟大學幹細胞研究與臨床轉化研究所，與教育部的重點實驗室合作的一個項目，就是研究中國不活化疫苗接種後的副作用問題，這份報告發表在自然期刊下屬的一個叫 Cell Discovery 細胞發現的雜誌上，很遺憾，中國國內很多人都看不到，但國際上卻都看得到。這份報告是針對中國國產的不活化疫苗，然後找了健康的人群對他們接種之前和接種之後的情況進行追蹤研究，研究其各種指標的變化。

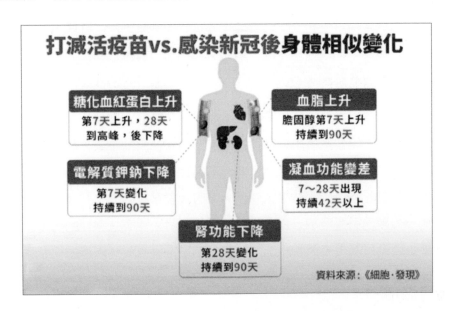

打減活疫苗vs.感染新冠後身體相似變化

糖化血紅蛋白上升
第7天上升，28天
到高峰，後下降

血脂上升
膽固醇第7天上升
持續到90天

電解質鉀鈉下降
第7天變化
持續到90天

凝血功能變差
7〜28天出現
持續42天以上

腎功能下降
第28天變化
持續到90天

資料來源：《細胞‧發現》

　　這份研究報告做得非常深入精密，首先第一大類的指標，是針對我們常規的臨床指標，就是大家去醫院做體檢的時候，醫生要求你做血液常規和生化檢查，包括肝功能、腎功能、血糖、血脂、電解質等。這份報告的第一大類指標針對的就是這一大類指標，就是我們每個人最基本的健康基礎指標。那麼這個臨床追蹤研究設置的方法是打疫苗之前，以及打疫苗後 7 天、28 天、42 天，最長的觀察點就是打疫苗之後的 90 天，是相當嚴謹、精密、科學的研究。

　　並且，這份研究報告所統計研究的資料都是統計學上有實際意義的 P 值的檢測統計，而不是普通意義層面的指標上升下降的波動。簡單來説就是這份報告的研究資料很可靠。主要有 5 項指標，都是跟我們的健康密切相關的。

　　第一個重要的指標，就是血糖。我們都知道血糖指標非常重要，尤其對於糖尿病人而言。但是監測血糖指標是非常麻煩的，又是空腹又是餐前，或者餐後兩小時等，對於這些被追蹤的人而言顯然就很難配合。

　　因此，研究團隊選擇了一個更科學的替代指標，也就是糖化血紅蛋白，這個糖化血紅蛋白指標就比較穩定了，它是一個反映三個月之內我們身體內血糖的波動情況，是個累積的效應，不會受某一天或者每一餐的影響，是一個比較恆定的指標。那麼這個糖化血紅蛋白出現什麼樣的變化？在不活化疫苗接種之後的第七天出現情況了，就開始上升，到第 28 天達到了高峰，那麼這個上升幅度有多大呢？ 13%。如果換算成血糖的話，大概就是 126 毫克／分升。那麼這個數字表示什麼呢？關注糖尿病，或者醫生都會知道，這屬於一個介於正常值和糖尿病的診斷界限，屬於前糖尿病的一個水準，屬於糖耐量異常的水準。

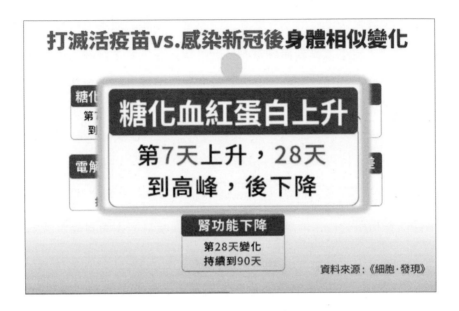

也就是說，對於正常人而言完全沒有問題，我們可以通過身體的代謝系統調整過來，但是對於已經有糖尿病前兆的人群就非常糟糕了，這個 13% 的上升波動很有可能直接一腳將他們從糖尿病前兆踢到糖尿病患者群體中。而對於糖尿病患者而言就更糟糕，我們國家有 1.3 億的糖尿病患者，也就是說我們國家總人口的 9% 患有糖尿病。那麼這麼多已經患有糖尿病的人或者血糖已經升高的人，加上糖尿病傾向的這些人，至少有 15% 以上人群，對於這些人群而言，疫苗接種之後所產生的這個 13% 的血糖升高現象，就不是一個好現象。

第二個重要的指標就是血脂。血脂重要嗎？當然重要，不然大家為什麼會關心三高，關心膽固醇。因為我們的心腦血管疾病就是由膽固醇過高所引發的，膽固醇要是高了之後，它會在血管沉積引起動脈粥狀硬化，然後就引起了各種心腦血管疾病，對人體各方面臟器的危害都是很大的。膽固醇上升

的時間點也是接種不活化疫苗之後的第七天開始上升，一直持續到 90 天，也就是持續到差不多疫苗抗體有效性衰減結束的時候。不過這個指標的上升幅度不是很大，只有 5% 左右，但它糟糕的地方在於一直持續到疫苗抗體失效。那麼這個上升對於一個正常人而言，還是那句話，這是沒有問題的，我們身體的免疫系統與代謝系統可以自我調整。

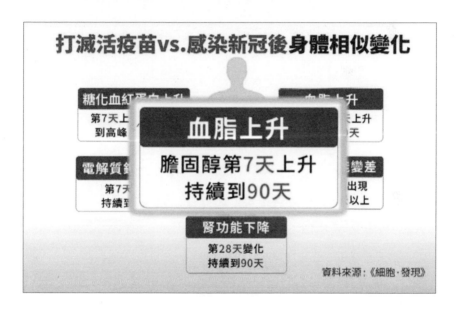

但是對於已經有血脂代謝異常的高血脂的人群，吃降脂藥，或者已經有三高，甚至是已經出現動脈粥狀硬化，已經有心血管疾病的人群就不太好，因為它這個上升的持續時間太久了，90 天。

第三大指標是電解質，電解質主要是用於平衡我們的水液代謝，

以及維持細胞的正常代謝。因此，平時我們都知道要吃點鹽，同時也要控制鹽的攝取量。而我們平時所食用的鹽裡面主要就是氯化鈉，然後還有一些鉀，因為它所起到的作用是平衡電解質的水準，濃度不能太高也不能太

低。太高對心肌細胞會有影響，甚至會引起心跳驟止，增加心臟病的發生。太低了也不行，所以高了低了都會破壞身體免疫系統的平衡。那麼接種了不活化疫苗之後會有什麼變化呢？第七天就開始出現血鈉降低，血鉀降低，下降的幅度也不是太大，5% 左右。但同樣不樂觀的問題在於這個持續時間太久，一直持續到 90 天，也是差不多疫苗有效抗體衰減結束的時候。

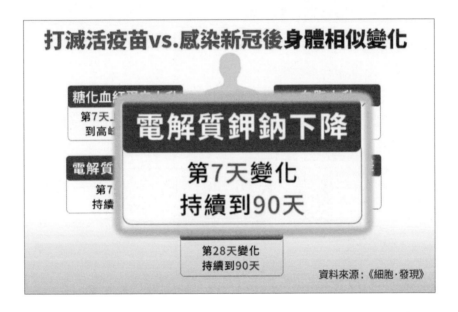

還是那句話，對於免疫系統正常的人來說都沒事，就是波動個 90 天也沒什麼關係。但是對於本身就有低鉀低鈉這種狀態的病人來說，就不是一件好事。因為血鉀低到一定程度的話，會有一些症狀，比方說影響食欲或者嘔吐，疲倦無力，例如一些人打疫苗之後，最常見的一個反應是疲倦無力，其中就是跟電解質的鈉鉀波動有關係。更嚴重一點的就會影響到心率、心跳、血壓甚至呼吸，到最後可能還會有生命危險。

現在，對於 Omicron 這樣一種已經演變成上呼吸道疾病的病毒而言，再繼續的打疫苗是弊大於利還是利大於弊呢？至少目前來看是弊大於利。接下來是不是會因為疫苗接種的原因，而誘發更多的慢性病患者呢？就讓我們拭目以待。

第四大指標，是腎功能。腎是一個非常重要的器官，不僅維繫兩性關係，還是我們的代謝排泄器官。我們身體的廢物，很多的毒素都是通過腎臟去過濾，然後排出體外。腎就像人的下水管一樣，而腎臟的排泄是否通暢，通常是用腎小球過濾這個指標來衡量的。

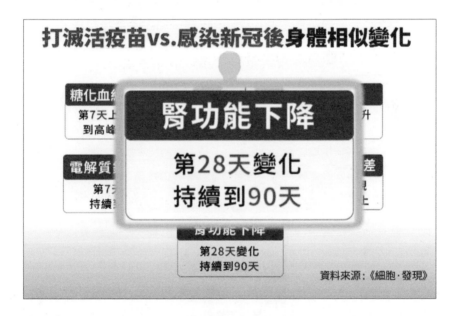

如果腎小球的過濾功能下降的話，對人體來講，就說明人體的毒素不能正常有效地排出體外，正常的免疫系統會受到影響。那麼這個腎功能的下降值是 90 ～ 120 毫升／分鐘，平均值從 115 降到了 100 左右，下降的幅度也

是 13% 左右。這是從疫苗接種後的第 28 天開始出現變化,糟糕的情況依然是這個持續時間太久,是同樣持續到疫苗有效抗體差不多衰減結束的時間,持續到 90 天。

這對於正常人而言,沒有關係,我們身體年輕,代謝與免疫能力好,可以承受並且自動修復。但是對於一個有腎臟病,腎功能本來就在臨界值,前腎病這麼一個狀態的人來說,就值得憂心了,因為持續的波動時間太久。

第五大指標,是凝血功能。針對凝血功能,同濟大學的研究團隊檢測了很多項指標,比方內源性的外源性的各種指標。簡單來說就是指,凝血指標延長就表示變差了,它延長了 5 ～ 7%,這個情況在疫苗接種後的第 7 到 28 天開始出現,然後持續了 42 天以上。

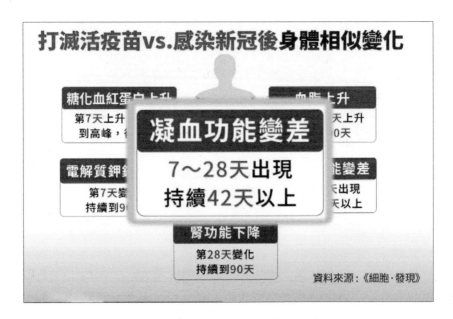

還是那句話，對於正常人而言這個變化沒有問題，持續時間久也能修復。而對於有凝血出血傾向的人，比方説鼻出血、牙齦出血、皮膚出血以及肝功能不好的人，這個指標就不是特別理想。

另外在這個報告裡還提出了一個問題，就是疫苗接種 7 天之後的一個凝血酶原時間是明顯縮短的，是一個一次性的縮短，然後又延長。簡單來説就是這個凝血功能，不是朝這個極端就是朝另外一個極端進行波動。

那麼這個凝血酶原縮短代表什麼意思呢？就容易發生血栓，比方説心臟的心梗、心絞痛、腦血管的病變，還有深靜脈的血栓等等，那麼接種後的這個情況對於有血栓性疾病傾向的人就不是特別好了，而對於已經有血栓問題的人，會不會誘發與加劇心血管疾病問題，這個真的很難判斷。

這就是同濟大學這份研究報告關於不活化疫苗接種之後所產生的關於常規生化方面的問題。最後，值得一提的是，疫苗接種後出現的這些指標的波動，其實在臨床上跟感染病毒的病人出現的這些指標情況非常像。

免疫保護只管三個月？

前面都還是集中於生化臨床指標的變化，這份報告更深入的研究結論，也是更具有價值的研究，在於第二大類指標 —— 免疫學指標，免疫學指標的變化也是跟感染新冠病毒的病人非常的類似。從生化臨床指標到免疫學指標，可以説，這也是目前唯一對不活化疫苗接種後的問題進行比較全面、精密、深入的追蹤研究。

　　關於免疫指標，這個研究團隊查了哪些方面的指標呢？他們查的還是很全面的，首先就是大家關心的抗體問題，我們為什麼要打疫苗，不就是為了打出抗體。報告裡呈現的抗體是一個總的抗體概念，他們分為兩個組進行研究，也就是大家之前一針、兩針間隔時間不同的問題，其實當時疫苗公司自己都不知道間隔 14 天，還是 28 天比較好。所以我們看到研究團隊就分成了兩個組，一組是間隔 14 天的，一組是間隔 28 天的。

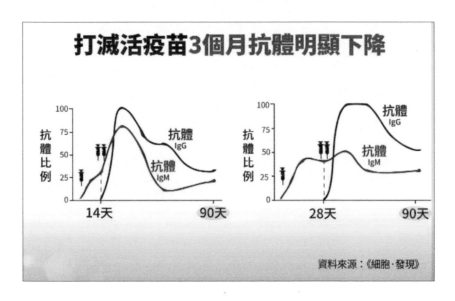

資料來源：《細胞‧發現》

　　但是從研究資料上來看，左邊這張圖是間隔 14 天接種第二針的組，它的抗體是打完大概 14 天到一個月開始比較明顯的攀升，並且上升到了高峰，但是到了 90 天的時候，也就是三個月，檢測的陽性率的水準就降到了只有百分之 30 左右了，抗體衰減得非常厲害。右邊這張是間隔 28 天的組在第二針之後，大概一個月左右達到了一個高峰，陽性的比例是 100% 的，都能檢測到，然後在 90 天的時候檢測到了 40% ～ 50%，但是不管是哪一個組，在打完疫苗之後，三個月抗體的總體的陽性率的水準都是呈現明顯的下降。

　　而不活化疫苗只要和其他技術的疫苗相比，一下就能非常清晰地看出，跟其他疫苗之間的差距；不管是複必泰疫苗、輝瑞疫苗還是莫德納疫苗，它們至少是在打完之後，三個月的水準還是處在一個比較高的水準。

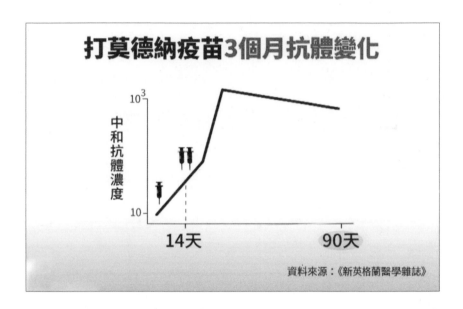

　　這張圖是來自新的英格蘭醫學雜誌的莫德納疫苗，打完三個月之後的抗體變化，基本上是跟高峰值沒有太大的下降，而我們的不活化疫苗下降的速度這麼快，在醫學上而言是不應該的事情。

接種疫苗和自然感染有何區別？

　　研究團隊也找了幾個自然感染的人，他們對自然感染的人也進行血清抗體的檢測，然後在跟疫苗接種的這個研究群體進行對比。我們可以看這個圖，左邊的是接種疫苗的群體，分為 14 天的組，28 天的間隔組，灰色底色的和淺藍色底色的，這兩大方塊裡面的點，每一個點都代表一個群體，比方

説有的是按照男性或者女性來分開，有的是按照間隔 14 天的打第二針，有的是間隔 28 天的打第二針的，但是不管哪個點，我們都看到他們總體的綜合抗體的滴度水準，最高也超不過 300 左右這個值，大部分都在 100 以下。

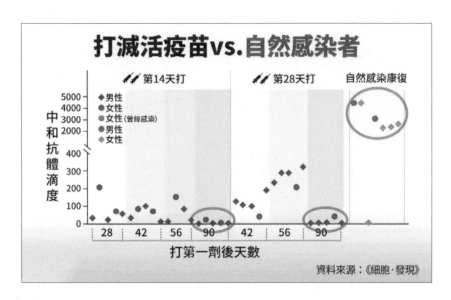

我在底下畫了兩個小圓圈，這兩個小圓圈圈出來的，打完第一針之後，90 天也就三個月之後查到的抗體水準，所以不管怎麼打，打到最後第九十天的時候，抗體的水準基本上就非常低了。然後我們看右邊，這個是自然感染的群體，他們的抗體，整個 y 軸縱坐標尺度現在直接被拉到了 5,000 的水準。跟自然感染者相比，疫苗接種的人群抗體水準幾乎就被打到了 0 的水準。左邊就是打滅活疫產生的抗體，右邊是自然感染產生的抗體，兩者產生的有效抗體相差至少是 10 倍以上，根本不是一個等級可以比較的。

而這些自然感染之後的人，他們的免疫力更強大，是全方位的更持久。這就不得不讓我們反思一個問題，之前感染過的人，再打疫苗其實不是一件好事。同樣讓我們思考的第二個問題，就是面對這樣的一種疫苗的有效抗體

衰減速度,並且面對 Omicron 這種殺傷力大幅下降成為上呼吸道疾病的病毒,今天接種疫苗是件好事情嗎?尤其是對於兒童而言,值得大家思考。

免疫細胞四降一升?

同濟大學負責這次研究的研究所,是一個研究幹細胞的研究所,他們使用一些非常前沿先進的技術與研究方法進行研究。他們還研究了外周血,研究人員測量了外周血五種不同的免疫細胞類型的細胞數量比例的變化,然後發現總體比例的變化是四降一升,這個情況也是跟感染了新冠病毒的患者非常類似的。那麼是哪四降一升呢?

第一個就是調節性的 t 細胞,通常我們談免疫 T 細胞都是很籠統的一個概念,其實免疫 T 細胞也分為不同類型,並且分工也不同。有做調節工作的,有做殺手工作的,還有做先天免疫工作的等,不同的分工合作然後就組成了一個完整、強大的免疫 T 細胞。

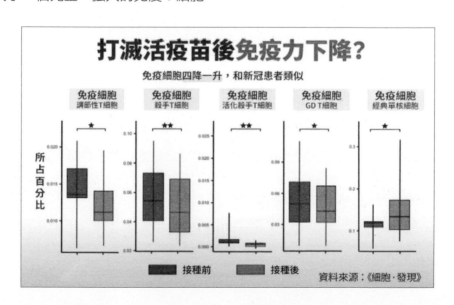

我們現在看調節性的 t 細胞，最左邊的藍柱子是打疫苗前的，右邊的橘黃色的柱子是打疫苗之後的，有明顯的下降，有一個星星在上面的就表示有統計學意義的明顯下降，這個值是一個整體數值。這個上升的分隔號就表示它的最高值。下來的分隔號就表示它的最低值，我們可以看到是整體的一個下降，而不是一個隨機的現象，這是在統計學上統計出來的整體出現的下降。

然後從左邊到右的第二類，就是殺手 t 細胞數量也是明顯的下降，再到第三類活化殺手 t 細胞也在降。然後再就是 Gamma、Delta t 細胞，這是一個先天免疫的非常重要的角色，也是在下降。

這四個都下降，他們為什麼下降呢？因為這四個細胞都是很重要的免疫細胞，尤其是在抗病毒方面，但是他們在接種了不活化疫苗之後都下降了，這個對抗病毒就不妙了。應該說，本來沒有接種疫苗，我們的免疫系統還要強一些，免疫 T 細胞的能力更強，現在接種了疫苗之後，免疫 T 細胞的能力直接下降了。這份報告讓我們看到了接種疫苗之後，我們的免疫 T 細胞的能力反而下降了。那麼我們在免疫系統能力被疫苗接種而下降的情況下，為什麼還能有效地抵禦感染？如果不接種疫苗，我們的自體免疫能力應該是更強大的。

那麼這裡就有兩個問題：第一，現在談疫苗接種能有效地預防重症和死亡，大家覺得是在講什麼？是不是在講一個國王新衣的故事呢？第二，研究明確指出疫苗接種是會讓免疫 T 細胞能力下降的，那麼這些有感染重症隱患的人群如果接種了疫苗，是能保護他們，還是加速他們的病症惡化呢？

關於免疫 T 細胞的四降一升？上升的是什麼呢？是一個經典的單個核細胞，最右邊的左邊的柱子是藍柱子，右邊的是上升了，所以這個也是一個有統計學意義的上升。這個上升代表什麼呢？

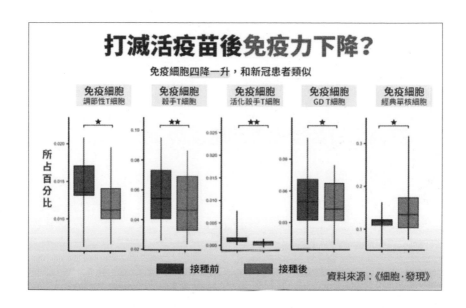

研究團隊跟我們做了更縝密的分析,這也是同濟大學團隊的厲害之處,他們用到了一個非常先進的技術:首先是抽血,將接種前和接種後 28 天的這些研究物件,抽外周血,然後把外周血裡面的這些免疫細胞都分離出來。

那麼以前的分析技術是怎麼做的呢?例如,抽了 1 毫升血裡面有 1,000 個免疫細胞,然後就把這 1,000 個免疫細胞都籠統的拿去做了一個基因表達的分析。但是這個團隊不是,他們把這 1,000 個細胞全部分離出來,然後每個細胞都拿去做基因分析。這樣的資訊量不但龐大,而且非常詳細深入。

雖然他們只做了十幾個人的血樣,可是把他們的每個人的免疫細胞都拿出來,之前之後的進行對比,最後一共收集上來了 188,000 多個免疫細胞,而且每個免疫細胞都有一個基因表達的報告,所以把這 18 萬多個報告拿來,再用統計學將它鉅細靡遺的匯整出來,就會非常的有說服力,相當於把每個細胞的基因表達的變化給你呈現出來,所有可能的細微變化都研究出來。

　　然後他們將 188,000 多個細胞，分成兩類：一類是打疫苗之前的，一類是打疫苗之後的。所以左邊的藍柱子是打疫苗之前，右邊的是打疫苗之後的，有三個星，表示非常明顯的差異。

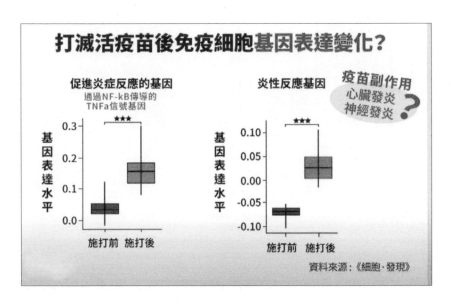

　　這是表示什麼意思呢？這是一個促進炎症反應的基因表達的水準，是表示炎症反應基因。我們今天的慢性病是怎麼來的，其實就是這些炎症長期積存在身體裡存在所造成的。慢性炎症狀態是容易招致病毒感染的。現在我們來看最右邊的這個，左邊的藍柱子上是負的，負零點零幾的水準。這是正常的健康人，體內沒什麼炎症，所以就顯示負的了。

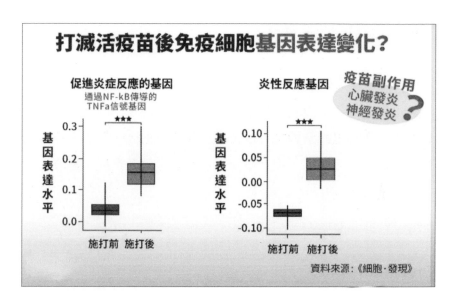

結果打了疫苗之後反而上升了，升到了一個正的表達，這就不正常了，就是體內出現了炎症狀態了，所以這個就是一個不好的變化，當然我們也可以解釋成疫苗接種有效，身體對疫苗出現免疫反應了。但是注意，這是一個炎症基因，不是總體免疫 T 細胞的表達。正常來說應該是四升一降，才是正常的，現在疫苗接種之後搞反了，出現該升的全部下降，該降的卻上升了。

這就是為什麼打完疫苗之後會有那麼多的副作用，有部分人會感到不舒服。跟炎症表達基因促進了體內的炎症狀態有關係，所以這裡就有左邊一個柱子也是其中的一個特別的基因，研究團隊將這個非常常見的引起炎症的細胞因數拿出來分析，而這便是一個非常重要的研究資料與研究結果。

讓人體更容易感染病毒？

免疫系統裡面還有一個非常重要的因素，就是干擾素。整體的一個抗病毒的免疫能力中，干擾素就是一個表達免疫基因水準的因素。研究結果讓我們看到，干擾素的基因在打疫苗之前是正常的，一個正表達的水準，可是打完疫苗之後怎麼樣了呢？下降了，而且是兩個星期，呈現出一個很明顯的下降。

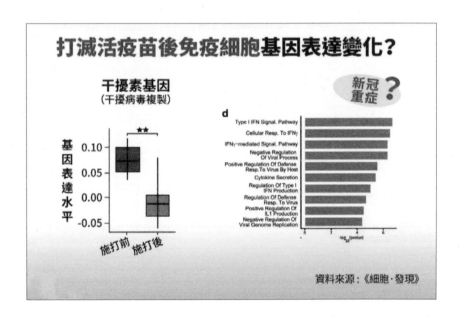

資料來源：《細胞·發現》

右邊的那些柱子都是藍色的，就表示研究團隊把整體的干擾素相關的各種信號通道都分析出來了，好像干擾素能夠領導的各個不同的職能部門怎麼樣去具體地發揮抗病工作，怎麼樣去發揮它的效能，每一個通道都在不同程度上有下降，都是藍色就表示都下降，所以不管是總體的表達下降，還是各個干擾素相關的調節基因，或者它影響的抗病毒的各個環節都同時在下降。

　　總結來說，綜合前面說到的炎症基因表達的上升，還有干擾素基因表達的下降，人體整體的抗病毒是明顯的下降，就意謂著接種了不活化疫苗之後的一段時間裡，免疫系統不是變得更強，而是更差了，反而更容易感染病毒。

　　那麼研究團隊為了進一步的論證，他們還用打疫苗之後，外周血的免疫細胞又做了一個細胞實驗，用干擾素去刺激它，看這個接種了疫苗之後的免疫細胞對干擾素反應正不正常，結果發現打疫苗之後的這個細胞反而不反應了，不然就是反應明顯下降了。這就是一個不太好，或者說非常不好的狀態。

　　這種情況就意謂著，我們在接種完疫苗之後，我們的身體不僅不能有效地抵禦新冠病毒，反而整個免疫力下降了，還容易感染其他的一些病。比如說感冒、流感，還有一些其他的細菌。

5-3 ▶ 不活化疫苗和白血病有什麼關係？

從不活化疫苗到白血病

　　當然，我並不是說滅活技術的疫苗就是不行，我們現在使用的很多疫苗也都滅活的，但是我個人認為很快會被取代。

客觀來說，不活化疫苗主要涉及到三個層面：

一是滅活所使用的技術，通常是使用加熱，也就是物理加熱方式，例如肝炎疫苗，或者是 HIV 疫苗等。

二是之前的一些兒童接種的疫苗，尤其是一些進口的，很多也都是使用滅活技術，但是相對比較安全，原因是兩方面，一方面是經歷了長期嚴格的安全性與有效性的臨床測試；另一方面則是那些不活化疫苗技術使用的是物理加熱滅活的方式。不僅難度高，成本也高，而且複雜；不過幾乎是沒有什麼副作用。

三是最糟糕的不活化疫苗，也就是另外一種採用化學的方式。按照中科院 2020 年 2 月 23 日在病毒疫苗研發路徑的文章中披露，用甲醛處理等合適的手段對病毒進行滅活，就能得到不活化疫苗，又稱為死疫苗。這種製備方法簡單、快速。我們這次的不活化疫苗，大概就是使用甲醛來滅活。

5 月 27 日，中國國務院聯防聯控機制召開新聞發佈會，記者提出了兒童白血病增加的情況，儘管王華慶打了一個很大的太極，但是這個問題能在當前的環境下被公開提出來，說明這個事情已經不是小事情。但是從王華慶的回答中就能看出其答非所問的狀態，他說例如活性減毒疫苗（Live Attenuated Vaccines）一般不給具有免疫缺陷的人接種。那麼到底我們當前接種的是什麼技術疫苗？我們一直在鼓吹的不活化疫苗，跟減毒疫苗有什麼關係呢？為什麼要顧左右而言他，說明這個問題他心裡其實很清楚。

根據我蒐集到的資料來看，非常詳細；有名有姓，也有詳細的診斷結論。疫苗接種後患者共 1,073 份，仔細分類後的資料如下：

按照疫苗廠商的資料來分：接種科興疫苗人數 837 人，約 78%；中國生物 92 人，約 8.57%；安徽智飛：70 人，約 6.52%；康希諾：2 人，約 0.18%；北京生物：47 人，約 4.38%;；長春生物：30 人，約 2.79%；蘭州生物：5 人，約 0.465%；成都生物：12 人，約 1.12%。

按照臨床表現症狀來分：急性白血病 610 人、淋巴癌 49 人、1 期糖尿病 248、再生障礙性貧血 44、其他 122 人。

這 1073 份患者資料中，白血病患者約達 56.8% 左右，有關方面和專家給出的結論是耦合，這是罪過。

如前所述，「用甲醛處理等合適的手段對病毒進行滅活」已經基本上能比較吻合地說明了當前為什麼接種疫苗後會出現這麼多的白血病，一型糖尿病，以及其他的一些未統計的疾病。由此可以大致判斷，我們這次所使用的不活化疫苗是採用了甲醛來滅活，這也就是導致大量白血病患者病發的根本原因。

答非所問的背後

針對這個情況，我們來談談中國疾控中心負責疫苗免疫規劃的專家王華慶面對記者提問的言論。根據百度百科的介紹，2005 年 6 月至今，他一直在中國疾控中心免疫規劃中心工作。

那麼我梳理了一下他在任期之內，13 年就出現了 8 次重大疫苗事故，如果算上這次的新冠疫苗事故，就是 13 年的任期內出現了 9 次重大疫苗事故，這個我最後會來複盤一下王華慶教授的偉大功績。正是基於他個人這 13 年疫苗管理下出現的 9 次重大疫苗接種事故，我才會對他的言論格外注意。

　　針對不活化疫苗和白血病之間的關係，王華慶回答記者時說：「疫苗的異常反應，應該要由跨領域專家所組成的專案小組，根據調查的內容進行分析與判斷。」他這個說法對不對呢？這個說法當然對，相當官方的回答。但問題是誰舉證呢？按照疫苗研發的規則，至少國際上疫苗廠商的通行標準是一旦在疫苗接種之後發生不良事件，尤其是出現大規模的——這種幾百例的已經是很大規模的——重大不良事件，疫苗廠商就需要進行自我舉證。而對於監管部門而言就是開放公開的公眾不良回饋登記系統，然後需要疫苗廠商對這些不良反應進行舉證，如果無法明確地舉證清楚，就應該判斷是疫苗廠商的問題。

　　然後他說：判斷不良反應要考慮 6 個方面，我仔細解讀了以下這 6 個方面。

　　第一，是時間上的關聯，從目前曝光出來的這些白血病與一型糖尿病的這些人群來看，這個已經不需要判斷，都是很明確的在疫苗接種之後所發生的。也就是說，王華慶所說的這個判斷的六個方面的第一個方面，時間上的關聯是明確指向於這些患者是在疫苗接種之後所引發的，這一點判斷已經成立了。

　　第二，是要具備生物學的合理性，這一點我就不知道他要表達什麼，然後說活性減毒疫苗一般不給免疫缺陷的人注射，這就是完全的胡說八道。連我們當前接種的是什麼疫苗都講不清楚？當前我們接種的是不活化疫苗，跟活性減毒疫苗有什麼關係？並且這些患者都是很明確的，在接種前是正常的健康的孩子，甚至大部分都沒有相關的家族遺傳病史，這些孩子沒有免疫缺陷，然後他們接受了疫苗注射，就出現了這些嚴重的疾病。因此，這個第二

點，王華慶是在胡言亂語，有非常明顯的為疫苗不良事件背書、為疫苗廠商背書的跡象，完全沒有公允性。

第三，是關聯的強度，王華慶說，通過統計學分析要有顯著的差異。這個說得對不對？完全正確。但是現在的問題是，王華慶分管我們國家疫苗接種的事情，他拿不出統計學的資料，而是家長自發地拿出了這個資料，並且做成了表格，這個統計資料不僅關聯，並且是牽涉到上千例的巨大樣本量的強關聯。除非疫苗廠商能拿出資料證明這些是其他的原因引起，而不是疫苗接種的原因引起，例如、孩子在接種疫苗之後，患上白血病與一型糖尿病之前的這段時間使用過其他能夠導致他們患上這類疾病的藥物的證據，否則這就是疫苗廠商的責任，並且不應該是王華慶急於為疫苗廠商做解釋。因此，這也已經符合了他自己所陳述的判斷的協力廠商面原則。

第四，是異常反應發生本身也具備規律性，如劑量較大的疫苗導致發熱的可能性更高。這個判斷我又不明白他要表達什麼了，王華慶的整個回答就是非常的隨意。這種隨意性的背後是他心裡非常清楚疫苗的問題，因此無法正面回答。因為這裡我們要討論的不是劑量大小，也不是接種後發燒不發燒的問題。不論劑量大與小，現在是接種之後一個健康的孩子患上了這些不正常的重大疾病。

退一步而言，這個劑量不就是王華慶管理的事情嗎？難道王華慶沒有嚴格地審查與臨床測試，就隨意地批准，然後給孩子接種的嗎？如果是這樣的話，就是嚴重的怠忽職守，應該馬上抓起來。而他所說的規律就是打了疫苗，出現了白血病和出現了一型糖尿病，這些本身就是一種規律，本身就是一種關聯。因此王華慶所說的判斷的第四點也成立了。

第五，是關聯的一致性，那麼這一點就更明確的成立了，因為這些孩子都是接種之後出現白血病和一型糖尿病，具有非常明確的關聯性與一致性，並且還具有很強的統一性。

第六，是關聯的特異性，那麼疫苗是不是唯一的因素，這個我不知道，或許還有其他的因素，或許是一些成人或者孩子本身是沒有這個疾病的，然後因為疫苗存在的問題，在接種之後就被誘導出來，產生特異性。至少這一點從國際的疫苗研發標準層面來看，是可以歸結給疫苗廠商的特異性問題。

那麼應對於記者的提問，他的整個發言裡面沒有一個數字，沒有一個例子，沒有一個案例分析，講了六點空話，為什麼呢？因為他自己心裡很清楚問題的所在。而針對這六點的空話，我前面分析了，王華慶所說的六點判斷，至少從他的發言與目前的實際情況來看，基本上都成立了。

疫苗接種後產生的問題，這個在國際上的疫苗研發中叫概括承受。也就是說在疫苗接種之後的一段時間之內，如果接種者出現了身體疾病與症狀，那麼這些情況都要概括性的由疫苗廠商來承受。疫苗廠商如果覺得跟自己無關，那麼就要針對於每一個個案進行分析，並且從醫學上找到跟自己無關的證據，如果不能找到自證清白的證據，那麼就需要疫苗廠商承擔這種後果。

這種疫苗研發的基本標準，我想王華慶應該是很清楚的，那麼他作為中國監管部門，作為負責中國疫苗免疫規劃的專家，他應該是站在群體的這一邊，或者至少說是中立的，而不是本能地就為疫苗廠商找理由開脫。這種潛意識的反應，說明他很清楚問題的根源所在，可能他自己本身的問題就不小。

5-4
面對疫苗的不良反應

日本是怎麼做的？

中國隔壁的國家日本，有一位 51 歲的日本女性打了 mRNA 疫苗之後出現了一型糖尿病，只是接種了一針之後出現了這個問題。於是，有關專家就很嚴肅地進行研究分析，然後得出一個結論說，新冠疫苗接種可在某些具有遺傳傾向的個體中誘發一型糖尿病。這個就是科學應該有的態度，就是基於事實來進行研究分析，跟疫苗有關就是跟疫苗有關。

那麼，這是一個什麼樣的概念呢？一型糖尿病。簡單來說就是一種人體自身的免疫系統疾病，也就是說我們自己體內被誘導產生出了一種抗體，然後這種抗體就去攻擊我們身體裡面產生胰島素的器官，從而導致我們人體無法產生胰島素，就造成了一型糖尿病，這和二型糖尿病是有區別的。

準確的說，如果沒有外因的誘導，一型糖尿病是基本上不會爆發出來的。也就是說一些人體內確實有一些潛伏的傾向性的遺傳基因，但是這些都是潛在的，如果沒有外在的誘因，這種疾病通常是不會爆發的。這也就是為什麼日本的這位婦女到了 51 歲都沒爆發，而這次打疫苗之後就爆發出來了，所以這個疾病的主因就是疫苗。

我在前面已經很深入地談過了不活化疫苗的問題，甲醛加病毒再加重金屬毒素的氫氧化鋁佐劑勾兌一下，然後注射到人體裡去，這個時候到底會誘

發出人體的哪些疾病，或者直接催生出哪些疾病，這是非常不可控的。目前已知的是白血病、糖尿病以及腫瘤，是最常見被催生出來的疾病，包括我們身邊一些人，看起來很年輕，都好好的，然後接種完疫苗沒多久就查出了惡性腫瘤。

疫情期間，一些患者給我留言，談到了自己的家裡沒有糖尿病，或者白血病的遺傳史，而現在他們因為接種了疫苗之後患上了這些疾病，應該就是疫苗的原因。

其實從醫學層面來說，我就舉白血病的例子，其他疾病都是差不多原理。白血病是怎麼樣產生的呢？就是基因的突變，這種基因的突變需要經歷一種強大的外因促使，所以並不一定需要家族遺傳史。例如老百姓通常說的，家裡的裝修傢俱或者油漆含有比較多的甲醛的話，長期待在這個環境中，人就容易得白血病。就是說環境中的甲醛會不斷地促使身體的一些基因發生突變，從而轉變為白血病。

那麼這裡就有兩個方面的因素存在，一個是本來我們的身體內可能有一些潛在的基因突變，但是沒有這種化學勾兌的疫苗接種的時候，這種潛在的疾病就會一直潛伏，不會引爆，但是一旦受到了這種化學品直接注射進人體之後的刺激，就會被誘導並爆發出來；另外一種就是本來身體是健康的，但是因為注射了這種高致癌性的化學物品之後，身體內部的細胞識別混亂，這些基因發生突變，然後就突變成了白血病、一型糖尿病和腫瘤等非正常性的疾病。

這也就是說，之前談論疫苗與抗體的時候所談論到的，疫苗接種如果不能產生針對新冠病毒的有效抗體，那麼在這麼強的化學品的刺激下，我們

人體是一定產生大量抗體的，此時產生的是什麼抗體呢？現在很多人就知道了，產生的就是壞抗體。產生的抗體一旦不能成為好抗體，那麼就是反過來作用在我們身上。

日本出現了這樣一例都深入分析，最後得出的結論是跟疫苗接種有關。那麼中國這麼多的患者，中國疾病預防控制中心免疫規劃首席專家王華慶卻說是耦合，這還是個人嗎？而且他說的六點判斷標準，這些患者基本上都符合了他說的這六點判斷標準。然後他硬要說是耦合，除非這背後還有什麼其他重大因素存在，不然凡是有正常道德良知的專家都不會下這樣的結論。

「消失」的疫苗接種不良反應監測系統

我們都知道，中國疾控中心是由美國幫助建立的，現在我們就來看看美國是怎麼樣來處理與研究疫苗副作用的。

在美國有個系統叫 VAERS，就是疫苗接種之後副作用的一個彙報系統。這個系統大部分的美國人都知道，因為在疫苗推出的時候，CDC 就公開強烈地推薦大家要記住這個系統，當大家接種了疫苗之後，如果產生不良反應的話，不論自己、家人或者醫生都可以直接在這個系統裡進行申報，並且這些接種後的副作用資料都是公開顯示的。這也就是為什麼美國一直疫苗接種率不高的原因，因為很多人透過這個資料平臺就會看到接種疫苗之後會產生哪些副作用，或者會有哪些疾病。

那麼有人就會問，難道美國不怕這些負面嗎？其實美國的監管部門根本不怕這些負面，因為他們需要的是科學、客觀的資料來進行研究與判斷。並且根據這些資料來判定疫苗到底是不是適合所有人接種，或者哪家公司的疫

苗可以接種，哪家公司的疫苗要停止，所以我們就看到美國暫停過強生腺病毒載體疫苗、諾瓦瓦克斯的重組蛋白疫苗等，就是在這個系統的資料中發現問題。包括心肌炎、血栓等問題，他們一旦發現一種情況有十幾例患者的時候，就馬上會進行干預，例如建議哪一類人不要接種這種疫苗等。

那麼中國有沒有這個系統呢？正如前面說到，既然中國的疾控中心是美國幫助我們建立的，那麼美國就一定會把這個系統與標準也分享給中國，當然很多事情到了我們國家之後就會被改變。我們國家的這個系統叫 AEFI，是一個疫苗接種不良反應監測系統，這個系統在我們國家已經存在著 10 多年了。但是中國國民卻少有人聽過這個系統，因為中國疾控中心從來不公開說這個事情，因為中國疾控中心不想大家在這個上面留下那麼多的副作用報告的痕跡，這些痕跡一旦留在上面，到時候查起來的時候，他們是沒有辦法抹掉的。

而且中國國家疾控中心的這個 AEFI 疫苗接種不良反應監測系統是有問題的，這個系統的透明度、準確度、專業度一直受到質疑。例如，在 2018 年的時候就有人公開質疑，質疑長春長生公司的狂犬病疫苗出現了重大的問題，為什麼這個系統沒有監測到任何資訊。然後在這 10 多年的時間裡，我們國家經常出現疫苗接種的重大安全事故，都一直沒有公開、透明的披露。而這次的新冠疫苗，更是只允許醫護人員上報，但是很多醫護人員對於自己當地的一些個案就不報。那麼當大家都抱著這種個案不報的態度，這個系統的存在就失去了意義，這個時候在全國可能已經是很龐大的患者群體了。

更讓人氣憤的是，疫苗的接種至今已經一年多了，中國疾控中心的 AEFI 只發過一次新聞稿，是在 2021 年 5 月份，當時發的內容就是說不活化疫苗非常安全，不良反應非常小，具體的沒有。也就是說，作為一個疫苗接種的

不良反應監測系統，怎麼能在沒有充分臨床的情況下，就公開為疫苗的安全性站台呢？這是一種極為不負責任的行為，中國疾控中心的有關負責人應該要全部被問責與查處，涉及到嚴重瀆職的就應該判刑。

回顧 9 次重大疫苗事故

對於中國疾病預防控制中心免疫規劃首席專家、免疫規劃中心副主任，醫學博士，主任醫師、博士生導師王華慶，我爬梳他在任期之內，負責中國國家疫苗免疫規劃工作至今 13 年出現的 9 次重大疫苗事故，包括這次的新冠疫苗事故。分別是：

第一，2005 年安徽泗縣疫苗違規接種事件。2005 年 6 月 16 日，安徽省泗縣大莊鎮防保所未經批准，組織數名鄉村醫生對該鎮 19 所中小學的 2500 名學生接種甲肝疫苗。6 月 17 日，個別學生在接種後出現頭暈、胸悶、噁心等症狀，隨後，有異常反應者不斷增加，到 6 月 26 日累計達到 216 人，其中水劉村小學一名 6 歲女學生死亡。

第二，2008 年江蘇延申疫苗造假事件。2009 年 12 月 3 日，國家藥監局發佈公告稱，河北福爾生物製藥股份有限公司和江蘇延申生物科技股份有限公司在 2008 年 7 月～ 10 月期間生產的 7 個批次共 21.58 萬份的人用狂犬病疫苗品質存在問題，並勒令其停止人用狂犬病疫苗等全部產品的生產和銷售。

第三，2009 年大連疫苗違法添加事件。2009 年 2 月 6 日，遼寧大連金港安迪生物製品有限公司涉嫌在其生產的部分人用狂犬病疫苗中違法添加核酸物質。這意謂著，該企業生產的添加了核酸物質的狂犬病疫苗，其療

效最低的只有合格疫苗的 49%。也就是説，使用了添加核酸物質的狂犬病疫苗，使用者很有可能在未來的幾年甚至十幾年中發病。

第四，2009 年廣西來賓假狂犬疫苗事件。2009 年 12 月底，來賓市興賓區正龍鄉果塘村一名 5 歲男童被狗咬傷，到該鄉衛生院打狂犬疫苗，21 天后病發致死。經化驗，所用狂犬疫苗為假藥，狂犬疫苗開水兌藥製成。調查發現，廣西來賓市非法管道進購藥品的鄉鎮衛生院 13 家，村衛生所（個體診所）20 家，查獲「問題」人用狂犬疫苗 1,000 多人份，貨值 33 萬多元；此外，還查獲其他疫苗 18 個品種 67 個批次，抓捕涉嫌制售假劣藥品犯罪嫌疑人 8 人。

第五，2010 年山西疫苗事件。2010 年 3 月 17 日，媒體報導了山西近百名兒童注射疫苗後或死或殘，引起了政府部門和社會的廣大注意。非常遺憾的是，近百名兒童注射疫苗後或死或殘的「山西疫苗事件」最終成為「爛尾案」，而報導此案的記者王克勤也被迫離職。

第六，2012 年山東濰坊非法疫苗案。2012 年，濰坊警方查獲了一批非法疫苗案，涉及的疫苗 42,494 支，涉案價值 1.2 億元。其中包括了流感疫苗、乙肝疫苗、狂犬疫苗、水痘疫苗等幾乎所有種類的疫苗。嫌疑人姜牟從 2005 年到 2012 年一直非法經營疫苗，為其提供非法疫苗的上線分佈在鄭州、石家莊、長春、齊齊哈爾、內蒙古赤峰和安徽阜陽等地。

第七，2016 年山東疫苗事件。2016 年 3 月，山東警方破獲案值 5.7 億元非法疫苗案，疫苗未經嚴格冷鏈存儲運輸銷往 24 個省市。疫苗含 25 種兒童、成人用二類疫苗。

第八，2018 年長春長生疫苗事件。2018 年 7 月 15 日，國家藥品監督管理局發佈通告指出，長春長生生物凍幹人用狂犬病疫苗生產存在記錄造假等行為。

然後加上這次新冠疫苗接種之後的重大安全事故，短短 13 年，就 9 起重大疫苗事故，幾乎是每一年都在出事，那麼王華慶到底是怎麼樣在這個位置上待著的，他是不是應該要被重點問責呢？

MEMO

6

對抗新冠的代價

6-1　疫苗研發，不可忽視生命倫理

6-2　新冠疫苗正在失勢

6-3　利益當道的疫苗接種

6-4　疫苗無小事

6-1 ▶

疫苗研發，不可忽視生命倫理

生命倫理和接種難題

歷史上，人類研發的疫苗還有很多，有些是因為漫長的研發過程，病毒自己消殺不見，疫苗也因此不了了之。有些疫苗沒有推出來，是因為研發過程中發現接種疫苗所產生的影響弊大於利，副作用的問題大於保護的問題，於是就放棄了，讓大家依靠自體免疫進行恢復。

這次美國也推出了重組蛋白疫苗與 RNA 技術的疫苗，我們國內的智飛也推出了重組蛋白疫苗，但我們的這個重組蛋白疫苗跟美國的這個重組蛋白疫苗，雖然兩者的名稱相同，但是技術與安全性完全不在一個層次上。就好比一個是賓士車，一個是拖拉機。美國的重組蛋白疫苗所使用的佐劑是天然植物提取物，智飛所使用的佐劑是氫氧化鋁這種對人體傷害非常大的重金屬化合品，這就導致兩者的效果是完全不同的。美國的這個重組蛋白疫苗效果核心要依靠這個蛋白，而智飛的效果核心是依靠重金屬化合品來刺激人體。美國重點在發展的時候，主要發展的是信使 RNA。

疫苗的研發是一個非常難，且嚴謹的過程，如果用比較高危險的方法去研發疫苗，或者是為了能夠有疫苗而放棄了應該有的流程與程式，這就變成了一個生命倫理的問題。過去的疫苗研發都是非常謹慎，進展得很緩慢的，因為我們要兼顧這些疫苗的安全性，還有有效性，以及接種後的副作用問

題，並且是中長期的副作用觀察，還要進行接種後的追蹤研究，所以它需要很謹慎地去做，但是現在這些環節都沒了，監管與藥廠聯手裝作看不到這些業已形成的嚴謹的疫苗研發程式，不允許研究，也不允許質疑。

更要命的是，最初的疫苗研發是為了給免疫力有缺陷的人進行接種，給老年群體進行接種，後來出來之後為什麼就變成了只給健康並且是年輕力壯的人接種了呢？因為一些複雜利益的驅使，然後又因為害怕這種沒有經過嚴格疫苗研發流程而產生的疫苗接種之後會出現大量可見的副作用，於是就把這個疫苗的接種人群給偷換了概念，就找健康的人來打，來證明疫苗的厲害與成功。

疫苗正因為是打在健康的人身上，所以它的不良反應是很低的，並且當場不太會出問題。那麼只要當場不出問題，老百姓又不知道疫苗研發以及疫苗存在的問題，只要輿論宣傳是好的，那麼接種疫苗之後出現了各種身體的病症，包括死亡，只要藥廠不承認與疫苗有關係，然後輿論也封鎖這些質疑，繼續宣傳有效性，就會引發群體盲從認為不是疫苗的原因。

所以傳統對於疫苗的研發要求是非常嚴格的，它要求嚴重的不良反應是百萬人只有一個，或是百萬人兩個。但我們現在疫苗是每一萬人中就有，每10 萬人裡面就有很多個，這個安全性是 100 倍的差距。當然最開始是整個輿論渲染這個病毒的危害性，當然最初期的病毒株也確實對老年群體與免疫力缺陷群體的殺傷力大了一點。

其實任何一種選擇都沒有對錯，生死都有定數，人為地干預了之後不一定是好事情，但是我們選擇了要最大程度地保護群體不受一種疾病的傷害，那麼就要按照這樣的方式走下去。我們需要給大家接種疫苗，那麼大家就需

要接受因為自己認知侷限而帶來的一些傷害。設計疫苗的初衷是好的，針對於毒性比較強的病毒，然後讓那些老年群體和需要保護的群體借助於接種疫苗來獲得保護。

但是我們的科學家出現了兩個失誤的判斷，一個是低估了疫苗研發的難度，高估了自身的科研能力；要知道科學家是可以根據資料要求來做相應的資料與相應的模型設計的，進而透過輿論來向大家催眠這個是有效的；第二個失誤的判斷就是對於病毒的演變，我們沒有預料到病毒的演變會那麼快，並且會非常智慧地朝著疫苗的免疫逃逸方向進化。

從目前來看，全世界只有一個國家做了正確的判斷，就是朝鮮。第一尊重科學，不相信短時間沒有充分臨床試驗的疫苗會是安全有效的疫苗；第二敬畏生命，既然採取了物理阻斷模式就不多做無謂的事，不發展防疫產業鏈，然後就等待病毒演變情況來看。

那麼到了現在這個階段，Omicron 來了，朝鮮就以史無前例的方式談論科學，他們的宣傳片做的是非常科學與客觀的。通過正能量的宣傳來消除國民的恐慌情緒，給國民正能量的催眠以更有效地啟動免疫系統，達到對抗Omicron 的目的。回過頭來看，朝鮮這一次不借助於疫苗，不借助於藥物的群體免疫方式，會是人類醫學史上最成功最科學的做法，是對人類生命最敬畏的做法。

美國為什麼興起疫苗反對潮？

美國的疫苗接種了之後，副作用問題追蹤研究下來是發現越來越多，越來越大，各種慢性疾病的發病率上升，血栓、中風以及年輕族群不時地會出

現心肌炎。俄羅斯和英國牛津的腺病毒載體疫苗更是從一開始就問題很大，就被市場拋棄了。而至於中國的不活化疫苗怎麼樣？我只能這樣說，連資料都不敢公開，甚至不允許追蹤研究的疫苗：通常一件事情不允許被質疑的時候，只有兩種情況——要嘛是非常完美，無懈可擊；要嘛就是不敢面對，問題巨大。

在疫苗研發上，過去的研發程式是疫苗接種之後所產生的所有不良與不適，全部是需要疫苗公司來承受的，是全部要歸結給疫苗公司的。這種不良反應就是指三期臨床結束之後，進入大樣本量的接種之後所產生的各種不良反應與各種問題，這個時間可以是疫苗接種之後的幾年時間內所出現的各種疾病，全部算是疫苗接種的副作用。

這個就是一直以來，疫苗研發最大的挑戰，因為疫苗是打在現在都是健康人的身體裡面，所以打疫苗以後發生的事情，製造疫苗的公司要概括承受，不能說因為和疫苗無關，就不概括承受，除非是疫苗公司有證據說它不是。

這就是為什麼疫苗的研發非常緩慢的重要原因，但是現在大家因為趕著要接種，在比賽誰最快問世，在很多疫苗不良的反應都還沒有很清楚地了解之前，就先給這些健康的人群接種了，所以我們現在才會觀察到很多人接種了之後，各種各樣的不良反應就出現了。而在美國，它會歸在跟疫苗相關，例如說栓塞、心肌炎等。越來越多的接種之後，我們就慢慢會發現：打了疫苗之後跟沒有打疫苗的人，這些問題發生的比例是明顯地增加。

這就讓我們看到美國開始出現的非常強烈的反對疫苗潮，疫苗企業受到質疑的聲音越來越大。從這個層面來說，至少美國是允許對藥廠，以科

學的方式提出質疑，也允許社會公共質疑，並且根據質疑進行研究，當然這可能是因為美國沒有民主的原因，所以總是對科學的事情質疑聲音那麼多，那麼大。

現在，美國的疫苗廠商需要做的事情就是要通過事實的證據來證明這些副作用跟他的疫苗無關，藥廠需要去找相關的證據，如果證明不了，或許後續一些接種了疫苗之後而產生疾病的人群，對疫苗廠商的訴訟就來了。

不要忘了接種的目的

除了疫苗研發的程式問題，接種了疫苗之後所產生的抗體高低也是很多人都關心的問題。關於這個抗體，從目前來看，面對 Omicron 也是一件很複雜的事情，因為我們無法確定這些疫苗接種所產生的抗體是不是都是好抗體。

過去，一些成熟的疫苗所產生的抗體，有一些我們已經知道是相當可以的，例如說，像日本的腦炎疫苗，或者是 B 型肝炎疫苗，我們都已經用了幾十年，我們知道它的抗體有一定程度的保護力。但是，在目前這個病毒面前還不曉得，Omicron 感染之後，它會產生體液性的免疫力，細胞性的免疫力，抗體只是體液性免疫力的一環，所以它還有很多地方測不到的，真正的保護力是把全部加起來，所以如果只有一環的測試結果，並不能代表一定就是好的。

目前，關於疫苗接種後的抗體問題，在國際上已經出現了爭論，但是即使說接種後產生的抗體是可以的，也只是一個推論，是一個衍生的推論，因為沒有證據說有多少的抗體以上，它就有保護力。

在科學上是足夠的，只能說是一個推論，是一個揣測，推測認為疫苗接種是有效的，但是我們卻始終解決不了接種後依然被感染的問題，我們也無法證明感染後到底是疫苗的作用大，還是免疫系統的作用大。但是從西方開放的層面來看，顯然是自體免疫的能力更大。目前能夠知道的是，疫苗接種的副作用，以及對於免疫系統的傷害比較大，在這樣的傷害下，為什麼我們的免疫系統還是能夠保護大部分人感染後痊癒，說明我們的免疫系統是多麼的強大。

這些都是疫苗部分，抗體其實還具有治療性質。很多人可能有從媒體上聽到過單株抗體治療，這個主要是針對高風險族群，透過這種單株抗體治療，可以有效地降低住院跟死亡重症幾率。那麼單株抗體是一個什麼樣的概念呢？

例如我們看一下電影，他們在演藝災難片的時候，尤其是感染性的問題的時候，常常會出現一種劇本，就是將那些感染沒事的人，將他們的血液提取出來，把他的血液拿出來當做治療。這個概念已經很久了，就是說如果得了這個疾病以後，會好的人他的身體就會有保護力，所以通常我們會拿他的血液用來治療，血液裡面主要就是抗體，所以用這個抗體來治療。

這種治療方式在醫學上叫做多株抗體治療，這種情形在 SARS 的時候也有這樣，在美國跟歐洲還有拉丁美洲都做過，他們把感染過的人的血清拿出來，因為抗體就在血液裡面，然後拿來治療，不過結果發現完全沒有效果，那是為什麼？因為我們感染以後，血清裡面的抗體效價是平均的，不夠強。

所以後來有不少基因工程的公司，把感染之後痊癒的這個人的血液裡面製造抗體的細胞，叫做 B 細胞。把 B 細胞拿出來，這些 B 細胞會產生抗體，

例如說對抗新冠的抗體，他們就把它找出來，然後一株的細胞就是一個單株，每一個 B 細胞單株產生的就叫單株抗體，可是不同的單株抗體，有的親和力是很強的，有的卻很弱。

這個親和力就是指跟病毒結合的能力，而藥廠找的就是抗體的結合力最強的，把那個最強的想辦法用基因工程的方法培養出來，再大量製造。它可以產生非常大量的對抗病毒的抗體，而且是結合率非常高的，藥廠就把這種拿出來。將這種治療性的單株抗體，打進去的話，確實可以在剛剛感染的時候，或者還沒有被感染的時候，讓重症或住院的機會減少 7 成，所以這個是有效的。

但這種單株抗體跟我們一般人血液裡面的抗體是不同，因為這種單株抗體是特別強，而且這麼大量是在我們人體一般達不到的。所以它不止治療，其實還有預防的效果。

但它的缺點就是，單株抗體是一種蛋白質，而蛋白質要生產是比較困難。第二個它比較昂貴，第三個它早期開始是要打靜脈注射，現在是可以打肌肉皮下注射。而且它有一個有效期，就是一定要在這黃金時間，過了治療的黃金時間就不行。例如說已經是重症的病人，給他打這種單株抗體就沒有用，所以單株抗體的治療要在比較早的階段。一般而言，是要在發生症狀的 7 天以內，就要趕快治療。

目前，我們看到輝瑞的口服藥比較貴，但其實單株抗體的治療成本遠高於輝瑞口服藥。目前，國際上的單株抗體的成本治療是 2100 美金，比輝瑞口服藥的 700 美金貴了三倍。輝瑞的口服藥其實就是小分子藥物，尤其是疫苗接種後的突破性感染，那麼使用的效果就會更好。這些小分子通常就是抑

制病毒的一些蛋白質，例如説病毒要複製，它需要複製酶，病毒要把自己的蛋白組合起來，它需要蛋白質的水解酶，透過這些小分子抑制它，讓病毒不要複製。

但是就目前來看，包括輝瑞口服藥這些特效藥物也存在著一定的缺點，因為根據過去的治療經驗，像這種病毒只要給它單一的一個藥物，通常很快就會產生抗藥性，例如説像流感、C 型肝炎，或者像愛滋病，都存在著這個問題。所以我們看到美國最開始就採取雞尾酒療法，就是兩種或者多種藥物一起治療，效果就會更好，就能有效地防止耐藥性問題。

我們看到醫學有一點點的進展，然後就又產生新的問題。藥物產生，就又有新的病毒產生，那麼我們就必須要思考，我們打第三劑，第四劑的目的是什麼？因為我們最開始的時候，是認為疫苗打下去會阻斷傳染，因為早期，在輝瑞開始第三級臨床試驗初期的時候，看起來阻斷有症狀的感染可以達到 8、9 成，重症也是 8、9 成，所以大家希望是阻斷傳染，也阻斷重症。

可是現實情況，卻越來越不是這樣。因為如果可以阻斷傳染的話，這個病慢慢就會不見了。但是在英國、新加坡，他們已經有 80% 的人都打過疫苗了，可是新的病例還是在不斷地增加，還比以前更高。包括中國，接種率在全世界是名列前茅，然後三針四針比任何國家接種得都起勁，防疫措施也比任何國家都要嚴格。所以，這很明顯告訴我們，接種疫苗阻斷傳染是不太可能，而且它的阻斷能力會越來越下降，再加上現在的疫苗如果打了半年以後就會失效的話，那麼這個疫苗就不是一件好事情。

我們必須要思考，假設這個疫苗接種是有效的，那麼我們接種疫苗的目的是什麼？是為了阻斷傳染還是要阻斷重症。如果從防止重症來説，目前接

種兩劑的疫苗就已經足夠了，兒童不用接種也是完全沒有問題的，那麼，我們為什麼要接種三劑呢？如果說繼續接種是為了阻止感染，顯然這在目前看起來是不可能的。那麼，我們為什麼還要繼續不斷地接種呢？

專家說打了以後抗體會很高，可問題是抗體不等於保護力，所以接種疫苗這個事情是不能夠當做防疫常態化的事情，在臨床醫學上這個叫做終點。我們看到美國的 FDA，他們是不同意疫苗廠商繼續推行疫苗接種這個事情的，他們只是說同意對於高危險人群，贊成他們打第三劑，可是一般不是高危險人群是不需要的。

那麼中國的疫苗廠商以及專家們，是否也可以認真地考慮健康人群不要接種，就給有免疫力缺陷的人群進行接種呢？為什麼中國的疫苗廠商以及專家們就要反著來，就努力給健康人群接種，然後不敢給有免疫力缺陷的人群接種呢？就是為了借助於這些健康人群的接種來向國際社會證明我們生物醫藥技術的強大嗎？這種證明毫無意義，因為這種證明的背後，是附上極大的人民健康為代價。

人類社會的一場災難

實際上，大家都清楚我們接種疫苗的目的，就是當一個病毒特別強的時候，我們借助於後天的疫苗接種產生免疫反應，然後提前讓免疫系統演練一下。借助於疫苗的接種，身體的免疫系統還會進一步地產生針對病毒的後天免疫反應，這就包括了產生抗體來阻斷病毒和細胞的接觸，病毒就不能再感染細胞，我們把病毒給中和了，所以又叫做中和抗體。

我們借助於身體的 T 淋巴細胞對病毒產生記憶,當病毒再次感染我們人體的時候,T 淋巴細胞就能夠快速識別,快速反應,產生針對同樣病毒的大量抗體,起到一個免疫保護的作用,這聽起來是非常完美的。

但是這中間有一個問題,就是我們產生的不僅僅是能夠阻斷和綜合病毒的抗體,我們還會產生一種增強病毒感染的抗體。就是說如果一旦這個疫苗沒有處理好,疫苗接種之後的壞抗體量大於好抗體的量,那麼當人體真正遇到病毒的時候,這些疫苗接種產生的壞抗體,就會使病毒更容易入侵人體的正常細胞,人體的免疫系統對病毒識別就癱瘓了。

現在的研究已經明確發現,就是接種了輝瑞疫苗之後,在新冠肺炎病人的血液裡面就發現有兩種抗體的存在,除了有第一種綜合抗體以外,還有一種抗體,它能夠讓刺突蛋白保持一個張開的狀態,更有利於它和細胞受體的結合,從而增加了病毒的感染力。這種抗體增加感染力的現象就叫做抗體依賴性增強效應,antibody dependent enhancement,簡稱 ADE。這種效應常常是在接種了疫苗之後,再感染的時候容易發生,並引發強烈的免疫反應。

接種疫苗之後,由於疫苗無法有效產生好抗體,那麼所發生的結果就是這些抗體會說明細胞與病毒建立更強的親和關係,此時再次感染病毒的時候就跟以前的不一樣了,我們體內的抗體不但不能夠抑制新來的病毒,例如 Omicron 病毒,反而可能因為 ADE 效應讓新病毒的感染力更強,抗體還可以跟體內的病毒抗原發生反應,從而導致感染一些器官,例如說肺部的炎症等,而太多的炎症就會導致身體的損傷。

這就是疫苗研發的難點所在。只要隨便想想,如果疫苗真的那麼容易研發出來,那麼,之前全球的藥廠與科學家都是在瞎忙嗎?需要 10 ～ 30

年的時間才能研發出來一款可能成功的疫苗。現在就一下子幾個月或者一年就能變出新冠疫苗了？按照這麼厲害的科研水準的話，癌症馬上就可以被人類攻克了。

給大家舉個例子，很多人不一定有留意的，就是呼吸道合胞病毒疫苗，80% 的兒童在接種了呼吸道合胞病毒疫苗後被感染，不得不住院治療，相比較之下沒有接種疫苗的感染住院率只有 5%。還有一個就是滅活的麻疹疫苗，它和前面的合胞病毒疫苗一樣，抗體與麻疹抗原結合了以後，導致了炎症的惡化，這個疫苗就不得不從市場上撤下來。以及登革熱疫苗也是這樣，以前沒有登革熱病毒感染史的兒童身上，接種疫苗後反而更容易被感染，並且感染後更容易出現死亡。

那麼我們現在美國使用的 mRNA、腺載體、重組蛋白這些新冠疫苗有沒有這個問題呢？也是有的，而這個核心原因就是新冠病毒本身是個單鏈結構的病毒，是 RNA 結構，這個結構的病毒就是容易引發 ADE 現象。

大家就思考一個問題，愛滋病是不是人類最關注的問題，是不是一直希望能研發成功疫苗，為什麼到現在都研發 60 年了，全世界那麼多的資金，那麼多的科學家前仆後繼都還沒有研發出像樣的愛滋病疫苗呢？甚至連動物試驗環節都過不了。而這次的新冠疫苗，不但跳過很多小動物的試驗環節，連人體的臨床追蹤研究試驗也省了，用一個配方，就直接進入人體接種，不得不說這是人類醫學史上的災難。

這是人類自己給自己製造的災難，病毒並沒有徹底地搞死人類，反而變異得越來越弱，是我們自己在利益面前，永無止境地要拿人類自己做人體實驗。悲哀的是，還有很多人對於自己是白老鼠這件事感激萬分。歷史上任何

一個民族都要為自己的狂妄與無知付出代價，只有付出了慘痛的代價之後，才有可能會真正希望尋找科學與建立科學的認知。

6-2 ▶
新冠疫苗正在失勢

感染過新冠，還需要接種疫苗嗎？

疫苗接種很容易遇到一個問題，就是當前篩檢出陽性的人，是否有必要再接種疫苗。隨之而來的問題有四個：

第一，有些人之前已經自然感染過，接種了疫苗之後，再感染的風險有多大？第二，有一些人已經感染過了 Delta，或者 Omicron，沒有再接種疫苗了，之後再重複感染的風險有多大？第三，已經感染過的人是否有必要再接種疫苗？第四，面對當前的 Omicron 病毒株是否有必要接種疫苗？

從美國 CDC 的臨床資料來看，打了疫苗之後的突破性感染，這個比例實際上並不是特別高，大約是 13% 左右，當然這是比自然感染後的再感染比例是要高很多的，這個突破性感染率是高出將近 10% 左右。那麼同一病毒株的再感染風險就會更低一些，例如感染過 Delta 之後，再次感染 Delta 的概率就很低了；Omicron 就更低了。關於 Omicron，最近在丹麥有個研究，180 萬人中，得了 BA.1，然後再感染 BA.2 的只有 47 個人，就是超級少。

在上面，我已經從病毒株層面說過，BA.1 和 BA.2 其實是完全不同的兩個病毒株，自然免疫之後的再感染風險就低到可以忽略不計。而從 CDC 的數據來看，人工免疫。也就是接種疫苗之後的突破性感染是比較高的，而感染之後的再次感染的比例就不高了。

那麼，為什麼接種了疫苗之後，感染的風險反而會上升呢？這就涉及到疫苗的保護性問題。疫苗的保護性主要受兩個因素的影響，一個因素是時間，隨著時間的推移，疫苗的保護性就會衰減。特別是 6 個月作為一個分水嶺，6 個月以後很多的疫苗，包括輝瑞的疫苗，保護性都會降低。

第二個因素，就是變種。這個病毒一直在變異，每變異一次這個疫苗的有效識別性就降低一個檔次，那麼到了現在的 Omicron 變種，之前接種的疫苗的作用都無法用科學評估了，只能靠大家的自體免疫評估了。

從這個層面來說，當前中國接種的科興一劑二劑，如果這個疫苗是現在開發出來的話，應該是不能夠被批准的，因為有效保護力不能超過 50% 以上，基本上是沒有用的。也就是說，當前繼續推行接種之前的一劑二劑的疫苗是嚴重錯誤的，尤其是對老人小孩，不僅不能有效保護，並且還會帶來無謂的副作用。

總結一下，對於當前的 Omicron 已經感染過的人，不需要再接種疫苗；對於還沒有接種疫苗並且平時可以對付流感的人，也不需要接種疫苗；對於身體有免疫力缺陷的人，現在就進入了一個悖論，前面的一劑兩劑接種對你只有壞處沒有好處，而如果直接接種現在的第三針加強針，目前還沒有看到臨床的副作用報告，以及有效性報告，我們就暫且認為有效性是比較好的。那麼，如果你的身體能夠承受這個更強的第三劑接種，並且還承受得了這個副作用，難道你的免疫系統就承受不了 Omicron 的感染嗎？

最強疫苗也防不住 Omicron ？

2021 年 12 月 12 日，由香港大學醫學院的馬瑞克派瑞斯教授的團隊做了個研究，就是針對於當前效果最強的 mRNA 疫苗，發現面對 Omicron 變種，複必泰的效果也是打折了，它對於病毒的綜合能力下降得非常嚴重。

簡單來說，就是香港大學醫學團隊做了抗體綜合能力的實驗，收集了接種了 mRNA 疫苗的人群的血清，然後將他們的血清跟病毒融合在一起。如果血清中有抗體能夠中和病毒的話，那麼這個病毒就不會殺死培養皿裡面的正常細胞，那麼就不會出現白點，圖上的這些白點就是代表了這些正常細胞被病毒殺死了。

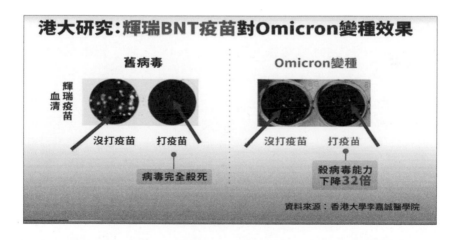

這個研究團隊發現如果用原來的舊病毒，也就是在 2020 年初由武漢傳出來的病毒株進行中和的話，那麼接種了輝瑞疫苗的血清裡面的中和抗體，可以有效地抑制病毒，所以我們就看到沒有出現白點。但是如果換成 Omicron 變種來中和的話，就會發現中和能力相差了 32 倍。注意，不是下

降 32%，而是相差了 32 倍，也就是說 mRNA 疫苗的接種的中和抗體有效性只剩下 3%，所以這個資料是相當驚人的。基本上可以說之前接種複必泰疫苗的，在 Omicron 面前都只剩下了比較微弱的抗體效果，但是至少還是有抗體的。那麼現在有一個問題：輝瑞疫苗在面對與 Omicron 都被吊打成微弱效果，中國的科興呢？

緊接著在 12 月 15 日的時候，香港大學袁國勇教授的團隊發佈了另外一篇相對完整的研究報告。他們這次收集的血清分別來自接種了複必泰疫苗的人，與接種了國產科興疫苗的人，每組各 25 人，也就是說各 25 個血清的樣本，兩組選取的人群男女比例，以及年齡都比較接近，都在 23 到 61 歲之間，年齡中位數是 47 歲和 52 歲，相對比較年輕的族群。

為了讓試驗更加嚴謹，研究人員所用到的 Omicron 變種其實包含了兩個病毒株，其中一個是 691 病毒株，另一個是 344 病毒株，因為 344 病毒株在 346 的位元點上是有一個氨基酸的一個突變。然後研究人員就用這兩個病毒株來看一看不同的 Omicron 變種會不會有不同的免疫逃逸的情況。

香港研究：輝瑞、科興疫苗對Omicron效果

	舊病毒	Omicron 變種① HKU691	Omicron 變種② HKU344-R346K	Delta變種	Beta變種
輝瑞BNT疫苗 中和抗體比例	100 (25/25)	20 (5/25)	24 (6/25)	100 (25/25)	100 (25/25)
科興疫苗 中和抗體比例	100 (25/25)	0 (0/25)	0 (0/25)	68 (17/25)	0 (0/25)

資料來源：MedRxiv預印平台

首先是將這些血清與病毒混合，然後做了一個常規的抗體陽性的檢測，學醫的人都知道，不論接種了疫苗或者是被感染過，如果體內有有效抗體的話，我們可以做抗體陽性的檢測。那麼發現針對原始的病毒株的話，就100% 有效，不管是打了輝瑞疫苗還是科興疫苗，都可以檢測到抗體陽性。

但是對於 Beta 變種來說，輝瑞仍然有百分百的效果，可是科興一下子降到了 0；對於 Delta 變種，科興疫苗也只剩下了 68%；對於 Omicron 變種，科興疫苗幾乎沒有抗體是陽性的。也就是說，接種了複必泰疫苗對於 Omicron 還剩下四分之一到五分之一的抗體效果，還能勉強維持點作用。而科興疫苗的抗體針對 Omicron 變種的抗體中和能力，等於 0，就是降到了檢測不到的這樣一個程度。

這意謂著，在過去一年多裡面，中國讓接近 10 億的人接種了疫苗，但在 Omicron 變種面前就等於零作用、沒有用的掙扎，是一份非常令人嘆息的資料。然而，當前的專家依然在喊著接種疫苗能夠預防重症與死亡，但問題是，真的能夠預防嗎？科學的試驗明確告訴我們科興接種後對 Omicron 的病毒中和能力是零。

既然疫苗接種對於 Omicron 的有效抗體中和能力是零，那麼當前這些感染後恢復的人跟疫苗接種有關係嗎？如果沒關係，當前這些死亡的人就真的跟 Omicron 有關係嗎？大部分的人感染都沒有關係，為什麼這些多重疾病疊加的老年人就死亡了呢？剩下的解釋就是如果是一個更強的病毒性流感，對於這些本來就病危的人群造成的死亡會更高。

疫苗失效也能抗病毒？

回到香港大學的這個試驗研究，我們再來看一下抗體綜合滴度的變化。可以看到，如果是打了複必泰疫苗的話，對原始的病毒株就抗體滴度差不多這個數值是 229.4，對於 Delta 變種剩下 50% 左右，對 Beta 變種只剩下了 10%，可是到了 Omicron 變種就幾乎是下降了 36 倍到 40 倍左右，剩下非常微弱的中和抗體滴度，下降的幅度是非常大的。

香港研究：輝瑞、科興疫苗對Omicron效果

	舊病毒	Omicron 變種① HKU691	Omicron 變種② HKU344-R346K	Delta變種	Beta變種
輝瑞BNT疫苗 中和抗體滴度	229.4 (176.4-298.4)	5.43 (5.11-6.46)	6.42 (5.17-7.97)	124.7 (100.4-154.8)	25.7 (19.6-33.7)
科興疫苗 中和抗體滴度	21.7 (17.1-27.6)	5 (5-5)	5 (5-5)	10.3 (7.9-13.4)	5 (5-5)

資料來源：MedRxiv預印平台

那麼，對於科興疫苗，它本來的中和抗體能力就不強，對原始病毒株也就只有 mRNA 疫苗的零頭——21.7，到 Delta 變種剩了複必泰的零頭的零頭——10.3 的一半，到了 Beta 變種和 Omicron 變種，那幾乎就是到了檢測不到的程度。

所有學醫的人都明白，如果疫苗接種之後的中和抗體滴度到了檢測不到的程度，這種疫苗是不能接種的。就算是接種了複必泰疫苗，中和抗體滴度也只剩下了微弱的情況，而我們的科興疫苗就是完成檢測不到了。

大家可以思考一個問題，從之前的 Delta 到 Beta，中國感染的這些人都是怎麼好的？基本上都是自己好的。這也意謂著，當前説接種疫苗可以預防重症和死亡的人，要嘛是被迫無奈下説的，要嘛就是別有用心説的，要嘛就是無知情況下説的，除此之外沒有其他可以解釋的原因。而如果疫苗接種之後對於 Omicron 的中和抗體滴度是零的話，我們繼續接種這種無效疫苗可能會帶來非常糟糕和要命的情況，就是所謂的抗體依賴性的增強效應。

上面我們談了複必泰和科興對於 Omicron 的情況，現在我們來聊一聊中國很多人序貫加強接種過的這個腺病毒載體疫苗。我沒有中國的資料，中國的很多資料都是保密的，我們就來看牛津的阿斯特捷利康疫苗，跟中國的腺病毒載體疫苗技術一樣，都是腺病毒載體疫苗。大家如果有留意牛津的阿斯特捷利康疫苗之前的一件事情，就會發現很有意思，在輝瑞的疫苗還不充足的情況下，澳洲採購了牛津的這種腺病毒載體疫苗，然後一打之後發生副作用非常大，於是在臺灣爆發了疫情風險的時候，澳洲就把這些腺病毒載體疫苗全部捐贈給了臺灣。

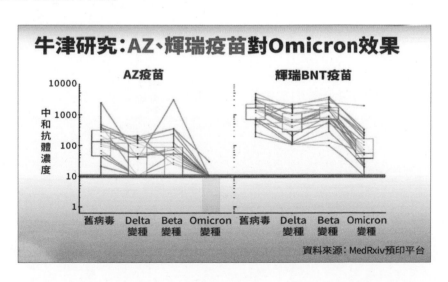

　　科學與現代醫學的事情，我們同樣還是要非常嚴謹地以研究與資料來談。來自英國的研究團隊他們將阿斯特捷利康的腺病毒載體疫苗與輝瑞的疫苗進行了比較，他們試驗的方法跟之前談到的香港大學醫學院的試驗方法一樣，他們比較接種阿斯特捷利康疫苗的血清和接種輝瑞疫苗的人體血清，比較的病毒變種也包含了 Beta、Delta 和 Omicron，以及原始的新冠病毒株。

　　結果發現接種了輝瑞疫苗以後，面對 Omicron 病毒，中和抗體能力下降的幅度是將近 30 倍，也是相當大的一個下降幅度。然而阿斯特捷利康疫苗就更慘了，對 Omicron 變種的中和抗體和我們的科興疫苗差不多，都下降到了幾乎檢測不到的程度。解釋一下，這裡的 10 就是一個檢測最低的閾值。

　　和香港大學醫學院的研究結果一樣，輝瑞疫苗對 Omicron 還有一點中和抗體能力，阿斯特捷利康的腺病毒載體疫苗基本上和科興疫苗一樣，對於 Omicron 就基本上是零了，只有一些人還有一點微弱的抗體，那麼這些人到底是自身免疫能力帶來的，還是疫苗帶來的就不好說了。現在給大家的思考就是，我們這個加強序貫接種的腺病毒載體疫苗跟牛津的阿斯特捷利康是一樣的技術，我們的研發還比人家要艱難很多，那麼我們的這個序貫加強接種有什麼意義呢？

　　如果一種疫苗接種後對於病毒的中和抗體是零的話，它就不是白接種的問題，而是如果這種對這個病毒失效的抗體反過來可能就是要命的問題。

要命的疫苗

　　要知道，之前接種的疫苗對於 Omicron 都失效，並不是說這些疫苗接種不產生抗體，而是說產生的抗體不能有效地對付 Omicron，那麼這些抗體就

成為了身體裡多餘的無效抗體。這些多餘的抗體會不會有可能帶來抗體依賴性的增強效應，這是個必須要面對的問題。

　　這個問題也是 2020 年初的時候，國際上爭論比較多的話題，並且當時並不是其他國家沒有不活化疫苗技術，作為一種很老的技術，國外沒有採用的一個原因，就是擔心這項技術的疫苗接種會帶來抗體依賴性，因為之前的 SARS 和中東呼吸綜合征都嘗試過開發基於滅活技術的疫苗，但是最後在測試中因為出現抗體依賴增強效應而進展不下去。

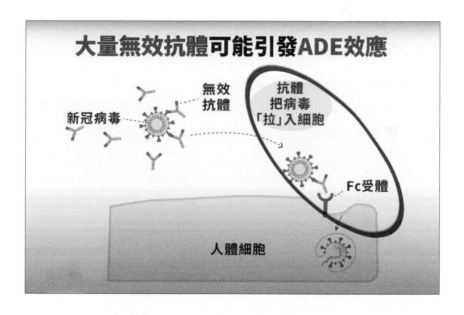

　　關於接種後的抗體依賴性的增強效應，從醫學上說，就是當體內因為接種的疫苗產生了很多抗體的時候，如果抗體不能夠中和病毒就會帶來另外一個後果，就是體內有很多的能夠結合病毒的抗體，但是它卻不能夠中和病毒，那麼當這些抗體結合上了病毒以後，那麼抗體的另外一端——FC 那一端——是可以被細胞表面的 FC 受體所結合，那麼一旦抗體結合上了 FC 受

體，就有可能在 FC 受體的介導之下，把抗體連同它所結合的病毒一起內吞到細胞內，那就等於是間接地說明了病毒入侵細胞。這個就是一個抗體依賴性的增強效應的基本機理。

簡單來說，就是我們接種了疫苗之後，如果這個疫苗對於病毒的中和無效的話，那麼疫苗接種後就會在身體內產生一些多餘的抗體，這些抗體在身體裡到處瞎逛。因為是疫苗產生的抗體，所以他們跟身體的正常細胞關係很親密，相當於他左手牽著我們的正常免疫細胞，右手牽著這些病毒，那這個事情就非常麻煩了。

本來在沒有接種疫苗的情況下，我們身體是能夠識別這些外來病毒的，我們免疫系統會對這些病毒發起攻擊，現在因為這個無效抗體的存在，它做了中間人，介紹病毒給我們免疫系統認識，讓免疫系統認為這個病毒也是好人，然後說明病毒快速地入侵到我們的細胞裡，並且會加速繁殖，然後呢？然後當然就是死得更快了。

當前，中國的一些專家都出來說我們之前接種的疫苗沒有抗體依賴性的增強效應，但是從中國現階段這麼不尋常的封控情況來看，並且很多人在明知道 Omicron 已經成為了上呼吸道疾病的情況下，依然害怕高死亡率的出現，這不免讓人擔心或許專家們怕的是疫苗接種所存在的這個巨大隱患。

6-3
利益當道的疫苗接種

美國：假借緊急狀態推廣疫苗接種

這次疫情，給美國社會的制度與體系造成了不小的傷害，也加劇了社會的撕裂。核心就是因為這次疫情，藥廠在背後推動政府實施了緊急情況這一法令，一旦採取了緊急情況，就意謂著過去存在的法律法規都可以不管了。

美國的專家說，從全球經驗看，過去一種疫苗從研發到上市，一般需要 10 年以上，投入 10 個億以上。速度快一些的，也需要 5 年到 6 年時間。而美國的疫苗不論是 mRNA 技術，還是重組蛋白疫苗技術，當然也包括英國和俄羅斯的腺病毒載體疫苗，為什麼會如此神速地使用呢？背後的核心原因就是政府所實施的這個緊急情況，然後過去的法律法規都不用管了。

好像所有的法律與法規在這個緊急情況下，都失去了存在的意義與價值。而現在美國社會出現了反對與反思，主要集中在兩個層面：

一方面，是關於這個緊急情況的合法性。美國人冷靜下來之後，尤其是看到 Omicron 已經變異成了上呼吸道疾病，以及佛奇也宣佈了美國結束新冠大流行，但是卻還有藥廠希望延續緊急情況這一特例。因此就有了很多人發現不對勁了，開始反思，到底什麼是緊急情況？為什麼美國都實施了兩年多的緊急情況，卻沒有經過合理合法的程式。然而只要是緊急情況下，不論是

商家、學校等各種地方都要強迫出示疫苗接種證明之類，這和疫苗自願接種的法律又產生了違背。

美國一些人開始意識到，借著疫情的名義實施了很多匪夷所思的違背過去法律法規的事情。對於美國人而言，這個死亡到底是不是病毒導致的都還沒有搞清楚，但是借著疫情的名義各種破壞法律法規的事情卻出現了。這對於美國這樣一個標榜著民主、自由、法制的國家是很難被接受的。

另一方面，是對於這個疫苗的安全性與合法性的懷疑。美國人冷靜下來之後，包括一些藥廠的副作用報告，以及一些研究機構的接種後追蹤研究的副作用報告不斷地出來，美國人就發現接種的好像不是疫苗，而是毒藥。

當然，在美國的疫苗接種率一直不是很高，尤其是孩童。其實從 2021 年下半年開始，美國的疫苗接種率就已經開始明顯下降了，在 G7 國家中是末尾。美國的一些專家與醫生開始懷疑疫苗研發的程式合法性，包括臨床副作用的追蹤研究問題，也就是過去通常疫苗都需要至少 5 到 10 年，為什麼現在只需要一年就可以成功？我們前面談到過，mRNA 技術是可以在很短的時間之內研發製造出來的。但是問題在於這個疫苗針對於 RNA 單鏈結構的病毒，到底有沒有免疫的作用，還是説接種之後反而會導致人體更容易感染呢？

目前來看，全世界出現了一個非常有意思的現象。那就是接種率越高的國家，在新的變種出現的時候，感染率就越高。這種現象説明了兩個非常重要的問題：一個是疫苗接種無效；二就是接種疫苗將導致人體更容易受到感染。

美國整個社會也被疫苗拖入了困境，藥廠還在遊說政府使用行政力量來強迫健康人群與孩子接種。那些有基礎疾病的，真正需要疫苗保護的，藥廠反而不敢給這些人接種。尤其是藥廠遲遲不肯公佈疫苗的副作用報告。美國政府在這次疫情中對法律的藐視與踐踏，一步步讓美國人民看清楚了，美國政府在面對疫苗這事情上缺乏嚴謹且中立的監督。但是好在美國現在正式宣佈新冠大流行結束了，這就給圍繞疫情所展開的很多事情獲得了有效的制止與扭轉，包括疫苗的接種問題。

中國：疫苗推廣背後的隱情

那麼如果我判斷沒錯的話，中國接下來疫苗接種還會繼續，為什麼呢？因為目前來看參與到不活化疫苗利益鏈上的人都賺到錢了，參與到腺載體技術疫苗這條利益鏈上的人也賺到錢了，參與到重組蛋白技術上的這些人也賺到錢了，現在還剩下 mRNA 技術這條線路上的人還沒賺到錢。

那麼這些人一定會以發展中國國家生物科技的名義，繼續遊說推動新冠疫苗的接種，直到這些人都以人民的名義賺到足夠的錢之後，才有可能會收斂。當然如果中國國家監察委重點整頓核酸與疫苗這兩個領域的話，疫情將會出現驚人的好轉，社會也將會恢復正常，常態化核酸也會不復存在。

如果用汽車來做一個不是很恰當的比喻，那就是滅活技術是拖拉機、腺載體技術是解放牌汽車、重組蛋白技術是大眾、mRNA 技術是賓士寶馬，都能駕駛都能用，也都會出安全事故，但是使用性能與安全性能不一樣。

中國的一些網紅談疫苗，背後也是什麼在推動呢？這些人根本就不懂疫苗，他們怎麼能信口雌黃地鼓吹呢？因為這背後，就是疫苗廠商出了廣告費

讓他們按照疫苗廠商的要求胡說八道。疫苗廠商還通過專門的人來找我，希望我不要談他們的疫苗問題，或者是幫他們月臺，談他們想要的東西，錢都不是問題。我拒絕了，我只談基於科學的真相。然後他們就使用特殊的方式，借助於監管部門讓我閉嘴。這也就是為什麼我經常叫大家不要看一些新聞或者一些自媒體，這背後的很多事情是各種錯綜複雜的利益，而我所談論的都是基於現代科學與醫學的研究，相對客觀的問題，但是這樣就會揭穿疫苗和核酸的很多假像。所以，最好的方式就是讓我閉嘴，然後繼續找一些能夠幫助他們一起鼓吹的人。

可悲的是，很多所謂的「專家」也涉足到了這條利益鏈條中，完全失去了底線。科興上千億的利潤直接以合法的方式，以分紅的方式轉移到了境外，這些錢分給了誰？這個背後的水太深了，那個在中國兩年時間就把頭髮都想白了的，經常出來的「專家」，這個是有關部門要重點關注的。

我只是一名科技作家，只是就技術層面談科學的事實。我在國際上交往的也只是科學家，對於一些意識形態層面的事情本人不感興趣，也不參與這些事情，也不談論這些事情。那麼假如這個病毒就是要跟我們共存，就跟我們人體內的其他一些未知的病毒一樣寄宿在我們體內，當我們免疫力好的時候就沒事，當我們免疫力下降的時候就可能受到影響，這個病毒就像我們日常生活的細菌病毒一樣的存在，我們準備怎麼應對？

一場與大眾的心理博弈遊戲

在中國，大家必須要明白：首先習近平總書記從來沒有要求強制接種疫苗，其次國家的法律也沒有規定要強制接種疫苗，那麼當前的這種強制接種，或者說是軟脅迫的接種疫苗，是有關人員擅自編造出來的。為什麼這些

人要冒著違法的風險，也要以各種理由誘導、軟脅迫大家去接種呢？如果利益足夠大，就會有很多人願意去幹這樣的事情。

這些所謂的專家，根本不會跟習總書記彙報疫苗的真實情況，以及疫苗接種後存在的問題。大家一定要相信，我們習總書記一直都是堅持人民至上、生命至上的原則，他非常地愛護老百姓。那麼當前，面對於這些還沒有經過充分論證的疫苗，大家就要自己把握。

當然如果一定要求接種的，建議大家在去接種之前先做個體檢，做血液常規檢查、生化與如此腫瘤標記等，這些檢查只要經過抽血就可以全部完成，不必拍 X 光。然後拿著這個報告去接種疫苗，把這個報告給他們看，讓他們簽字，那麼你在接種完疫苗之後的半個月到 3 個月之間再去做個檢查，如果指標出現了比較明顯的波動，疫苗廠商必須要承擔這個責任與後果。

因此，不是大家接種疫苗的時候簽承諾書，而是強制接種的時候就需要疫苗企業在我們的體檢報告上簽承諾書，因為他們認為自己的疫苗是安全的，就應該敢於在大家的體檢報告上承諾。承諾接種疫苗之後的半年內，都不用他們承諾太久，半年就夠，半年內如果出現明顯的疾病，疫苗廠商需要承擔全部責任。此時，你看看疫苗廠商還敢不敢再給你接種。

他們今天能唬弄大家，是基於大家的善良與對醫學常識的缺乏。大家不要傻乎乎地自己在自願接種的那張免責同意書上簽字，那張疫苗自願接種的免責同意書你簽完字之後，在你接種的疫苗產生問題之後，你要投訴的時候就會變得很困難。所以，如果你不是自願接種的，那麼就要按照誠實的方式，不簽那張自願接種疫苗的同意書，一定要做一個誠實的人，這樣可以保護自己。

在中國，更可笑的事情就是常態化核酸。首先，這個事情在法律層面沒有立法，中國沒有任何一條法律規定要常態化核酸，這完完全全就是有關專家自己唬弄出來的事情。大家仔細去思考一個問題，為什麼這次的防疫與抗疫會搞成這麼魔幻？各種違反科學與常識的事情，這些專家都可以公開地愚弄大家，為什麼呢？因為這背後的利益太大了，是從來沒有過的巨大。

中國衛健委與中國疾控中心，過去都是沒有太大利益的清水衙門，最多是在國家的財政預算裡面佔點便宜，結果這次既然讓他們發現借用這個疫情的名義可以讓這個產業與利益最大化，並且大到驚人的地步。

核酸與疫苗，這些可以超過 100% 利潤的產業，我們絕對不要低估了這些所謂的專家的人性裡面的那些貪婪的部分。尤其是對於孩子上學的常態化核酸，這是絕對要注意的事情，是違反常識與基本醫學的事情。

從人體免疫層面來說，我們人體的第一道免疫屏障是什麼？就是鼻腔與咽喉所建構的黏膜免疫屏障，主要就是應對於呼吸道疾病的。那麼我們天天拿核酸拭子捅來捅去，這不是人為地去破壞鼻腔與咽喉所建構的黏膜免疫屏障嗎？更重要的是，這樣常態化的捅讓孩子的這道免疫屏障連修復的機會都沒有，那麼這些孩子未來怎麼應對呼吸道疾病？而且這樣常態化捅的話，未來孩子的鼻腔與咽喉疾病將會上升。

這種喪盡天良的主意到底是哪位專家出的？人要稍微有點底線良知。目前這個政策，又是有關專家在試探社會的底線，還是那句話，各位家長自己要懂得保護孩子，如果每天不做核酸採集就不讓進學校的話，為了孩子的健康，大家可以自己思考，這種事情不是習總書記的想法，而是一些喪盡天良的專家的餿主意。

這種變相的強制核酸與疫苗接種，本質上只是一些所謂專家的狐假虎威的把戲，一場與大眾的心理博弈遊戲，是毫無法律依據的文學創作遊戲，但是很多人卻信以為真，這是一種悲哀。當大部分的孩子都因為不做核酸檢驗而無法上學，都呆在家裡的時候，我看中國衛健委與中國疾控中心的這些專家們怎麼向習總書記圓他們這個可笑的鬧劇。

6-4 ▶
疫苗無小事

疫苗接種需要堅持什麼原則？

首先，疫苗接種，需堅持審慎原則。如今，網路上開始不斷地出現一些討論，關於疫苗接種之後所出現的副作用，或者是一些發病情況的討論，這種討論其實是有利於我們更好地審視疫苗接種的問題。其實關於疫苗接種之後的副作用問題，在國際上一直都有討論，包括新加坡從疫苗接種一開始就以國家的層面設立專門的疫苗接種之後可能出現不良反應的賠償機制，這是一種對待新藥品審慎的態度。

那麼現在中國的網路上，出現了關於疫苗接種之後可能引發的副作用與不良反應的討論，中國本著人民至上、生命至上的防疫理念，需要謹慎的檢視疫苗接種的問題。例如當前的專家也就這些問題展開了研判，認為是耦合事件，那麼這個耦合事件的概率到底是多大？在什麼情況下會發生耦合事件？這些情況我們目前都還沒有弄清楚。

那麼，在還沒有充分釐清這些小兒白血病、兒童第一型糖尿病的病因跟疫苗接種的關聯，以及是否跟過去頻繁的核酸採集存在著因果關係之前，有關部門是否能以更嚴謹的態度來觀察疫苗接種的問題，尤其是在一些人群對於接種疫苗有著抗拒心理的情況下，我們是否能夠給予更多的關懷和理解。

從目前國際上的情況來看，疫苗接種是普遍存在副作用與接種後遺症問題，一些國家也開始檢討疫苗接種的問題。那麼中國的疫苗在接種之後都沒有副作用？尤其是在這麼大規模，高達 30 億劑接種的情況下，都沒有副作用與不良反應，這本身就是不正常的情況。

從目前的疫苗歷史，以及全球的疫苗情況來看，哪怕是我們非常成熟、且一直在使用的一些疫苗，在使用之後也還會出現一些接種後的副作用與不良事件，只是這種事件的概率高低問題，但是「沒有問題」這個問題本身就是個偽命題，也可能「都沒有問題」本身或許就是最大的問題。

因此，在沒有核查與研究清楚疫苗接種可能存在的副作用與不良情況問題之前，中國是否能夠堅持審慎的原則，堅持自願接種的原則，不搞附加接種的方式，例如與孩子上學綁定等。

其次，疫苗接種，需堅持保守原則。隨著病毒的不斷變異，病毒從最初的入侵肺部演變到今天的上呼吸道疾病，不論是出於病毒本身為了與人類共生的需要，或是為了不斷逃避我們借助於疫苗所建構的免疫屏障。整體來看，疫苗在世界範圍內都失去了其最初的設想與目的。

最初，我們研發疫苗是基於借助於疫苗接種阻斷病毒傳播，以及基於疫苗的接種能夠給免疫力缺陷的人群提供更好的保護。但在疫苗的實際使用過

程中，似乎跟最初的設想產生了偏差，不論是哪種技術的疫苗，我們都無法藉助於疫苗的接種阻斷病毒的傳播。

並且，在實際的接種過程中，缺乏了更為科學的評估，也就是免疫力健全的人群到底是否有必要進行接種。因為從醫學與治療的層面而言，為我們身體提供安全保障的核心是免疫系統，而不是藥物，藥物只是起到協助作用。

那麼當疫苗的接種不斷地在自體免疫力健全的人體中進行強化，這從醫學的層面而言，似乎缺乏一定的科學性。尤其是在當下，我們也只能是大概地認為疫苗的接種能夠預防死亡與重症，但是這樣的結論在整個國際上其實都很難有明確的實質性證據來佐證。

尤其是這次的朝鮮事件，其實是給全世界的疫苗接種提供了一次反思的機會，也就是疫苗的接種並不一定能夠預防死亡，因為在實際的臨床中我們看到，只要是老年人尤其是身上有多方面疾病的，不論是否接種疫苗，都會出現死亡的可能性。

而疫苗的研發通常需要漫長的臨床測試，需要解決各種潛在的接種後的副作用與後遺症，以及 ADE 效應的防範，這些問題的解決在短時間內顯然是不充分的。那麼，在當前病毒的毒性變異弱化的趨勢下，我們是否需要重新來審視疫苗接種的問題，是否在這種新的藥品大規模使用中採取更為保守的方式。尤其是涉及到孩子的層面，在沒有充分清晰的安全性論證的情況下，我們採取保守的疫苗接種策略，嚴格地遵守自願接種的原則，或許是當下人們需要重視的問題。

　　最後，疫苗接種，需堅持自願原則。這次的疫情加速了全球疫苗競賽，各個國家因為國情不同，因為各自的技術階段不同，中、美、英、俄都選擇了不同的疫苗技術路線。從目前美國的疫苗四期臨床，也就是疫苗接種後的追蹤研究情況來看，包括輝瑞自己公佈的三期臨床的副作用報告，美國的 mRNA 技術疫苗在全球範圍內出現過一些事故，包括接種疫苗後造成的死亡，以及血栓、心肌炎等方面的情況。

　　其實這麼快速投入使用的疫苗，在使用過程中出現問題是一種正常的情況，如果沒有出現問題反而是不正常的情況。最近中國也有記者開始留意到兒童接種疫苗之後白血病發病率上升的情況，包括中文網路上傳播的一些關於接種疫苗後不良情況與疾病的情況，這個確實需要有關部門的重視。

　　或許中國的藥廠也可以向社會公佈三期臨床的一些副作用情況，包括將滅活的技術原理向全社會進行公佈。同時中國是否可以考慮鼓勵更多專業的科研機構，對疫苗接種之後的四期進行追蹤研究，以便更加了解與掌握疫苗的安全性。如果存在安全與健康隱患，就應該及時停止接種，這樣可以最大幅度保障人民的身體健康。如果是安全的，我們就可以允許更多的科研機構進行獨立的研究，將事實公諸於社會大眾。

　　其實在這次的疫苗之前，網路上是充斥著各種關於中國國產疫苗的負面新聞，以及國家層面的各種整頓。而這次的疫苗研發，我們確實因為緊急授權使用而給疫苗的企業創造了比較寬鬆的審查環境。但是這個藥品與生物醫藥領域的事情相對比較特殊，是直接跟疾病與生命安全健康關聯，或許我們需要以更科學、開放的心態來重新審視疫苗的安全性問題。當然，在當前的階段，在疫苗還沒有完全論證安全性之前，或許我們更應該堅持自願接種的原則。

疫苗研發需遵循嚴格準則
●●●●●●●●●●●●●●●●●●●●●●●●

目前，中國網路上出現了一些疫苗接種後的副作用以及嚴重疾病的團體組織，他們當中有一部分的人自發性的組成了自救組織，包括接種後的兒童白血病、一型糖尿病等，當然還有一些其他的群組，以及更多的疾病狀態還沒有形成相對規模的方式在網路上曝光。這些曝光的事件，需要相關領域專家的重視與關心。客觀來說，過往的疫苗通常都需要 10 年以上的時間進行研發，其中一個原因就是要在三期臨床，以及四期應用過程中進行充分的驗證。

按照國際疫苗研發的通行準則來看，當疫苗在四期應用的過程中，也就是真正規模化的人體接種使用過程以及使用之後，如果出現一些不良反應，以及出現的各種疾病，疫苗企業是需要概括承受與承擔的。

那麼，疫苗企業如果認為這些接種之後所產生的副作用，或者是一些人群的疾病跟疫苗接種無關，此時是需要疫苗企業拿出強有力的科學研究報告，而這種研究報告必須是獨立協力廠商嚴格的醫學證據能夠證明，這些接種後引發的副作用與疾病發生跟疫苗無關，這種證明是非常困難的。

那麼如果疫苗企業不能有效地證明無關的話，按照疫苗研發的國際準則而言，就需要疫苗企業承擔所有相關的副作用與疾病。包括專家所說的耦合性，因為只要是無法證明這個耦合性不是由於疫苗接種引發的，那麼這種耦合性就必須由疫苗企業承擔。從這個層面來說，有關專家公開為疫苗接種之後可能潛在的副作用與疾病進行辯解，這是有問題的。

　　因為從專家的層面而言，尤其是代表著政府效力的專家，應該持有的態度是疫苗通常的研發準則，也就是在疫苗廠商無法充分地證明這些副作用與疾病跟疫苗接種無關的情況下，那麼就是認定為這些副作用與不良疾病就是疫苗接種的責任。從這個層面而言，美國的 FDA 是值得世界學習的地方，不論是美國的 CDC 或是 FDA，都在不斷地追蹤研究疫苗接種的副作用，並且從監管的層面判定了疫苗接種後所出現的一些副作用與不良反應統統歸結於疫苗廠商。

　　那麼中國有關專家為什麼會在公眾提出這種質疑的時候，去為疫苗廠商進行開脫與背書，並急於為疫苗廠商尋找耦合的藉口，在流程上也並不是一種合規與科學的方式。因此，對待當前的疫苗接種，我們需要遵循嚴格的研發準則，在沒有充分排除可能的關聯之前，或許停止疫苗接種是一個可選的方案。

　　不論何種藥物，也不論動物試驗如何安全，到了人體的大規模使用之後，總是會出現各種各樣的問題，其中就包括疫苗。因此，在當前病毒的毒性已經朝越來越弱的方向演變，而疫苗的緊急使用也是為了應對毒性與傷害性比較大的那個階段的病毒，現階段是否有必要繼續進行大規模的接種，這或許是一個需要科學評估與考慮的問題。對於疫苗而言，我們是否有必要繼續採取緊急使用時相對寬鬆的審核模式，這也是目前需要重新檢視的地方。

7

如何修復免疫系統？

7-1　從人類基因看病毒演化

7-2　神奇的免疫系統

7-3　人體免疫與發燒之謎

7-1
從人類基因看病毒演化

認識細菌和病毒

免疫系統對於我們來說非常重要，可以説只要我們的免疫系統調整到位，基本上是不用去醫院的。從中醫的角度來説，中醫的治療其實就是調整免疫系統的療法，所以中醫著重於治未病；另一方面，從西醫的角度來説，就是借助於藥物來輔助免疫系統，或者為免疫系統的修復爭取更多的時間和機會。如果我們的免疫力存在著缺陷，很容易動不動就生一些莫名其妙的病，或者出現一些感染。因為我們生活在一個被未知病毒與細菌包圍的環境，所以並不是我們肉眼沒有看到，或者我們沒有生病，這個環境就是安全的。尤其是當我們外出時，其實身邊到處都是未知的病毒與細菌。在沒有人類以前，這個地球上的統治者就是病毒，在海洋中就跟海洋的各種生物寄生與共生，在陸地上就跟各種動植物寄生與共生。

那麼我們先來了解一個概念，就是細菌與病毒到底是什麼東西？或者説兩者之間的區別在哪裡？我相信很大一部分的人對這個概念是缺乏的，或者説比較沒有深刻的去了解。

在很多教學中，通常都是簡單的將細菌和病毒都定義為是微生物，包括中科院的微生物所。那麼細菌和病毒到底是不是一回事情呢？微生物是目前在生命科學領域的生命形式，按照物理學的理解就是最小單位。因為小，所以人們總是忽略它們的存在，可是這微小的生物其實無時無刻都在刷「存在

感」，人類一不留神就會被它們感染。那麼這裡我順便講一個物理學的最小單位問題，隨著科學技術的發展，人類先後認識的微觀物質越來越小，先是分子、原子，然後是中子和質子、量子和位元，接著夸克被發現，再接著是中微子，然後現在是「超弦」。相對於於物理學來說，生命科學領域的單位就要好理解得多，最小的生命單位就是微生物，而微生物的最小單位就是細菌，當然也有很多的教科書是將病毒也歸類到微生物的範圍中，我個人並不認同這樣的劃分，我們後面再來談這個問題。

細菌其實就是細胞，有細胞壁，有 DNA，有細胞器，可以自行生產合成需要的酶並且代謝，可以自行分裂繁殖。細菌其實就是一個獨立的生命體，所以我們將其定義為最小的生命體，或者生命單位。而病毒比細菌小很多，主要結構是蛋白質衣殼和內部的遺傳物質（DNA 或者 RNA）。簡單來說，就是生命的最核心物質 DNA 或者 RNA，然後外面穿一件衣服。病毒相比較於細菌來說就要簡單很多，並不是一個完整的生命體，只是一部分，因此病毒不能自我複製。病毒要想生存，就需要通過感染宿主細胞來複製自身的遺傳物質，然後釋放出更多的子代病毒去感染其他的宿主細胞。但是細菌不一樣，細菌是可以獨立生存，獨立繁殖的。

因為病毒不能獨立存在，不能獨立繁殖，所以病毒存在的目的其實就是為了複製自己。因此病毒如果不感染宿主就沒有存在的價值與意義，所以病毒為了自己的生存，就必須在大自然中尋找宿主，不論是動物還是植物，總之要找到可以寄宿的生命體。從本質上來說，病毒可謂是最純粹的「自私的基因」。

細菌一般為球狀、杆狀、螺旋狀等等，人們給它命名的時候也不忘加上形狀的描述，例如大腸桿菌、乳酸桿菌、金黃色葡萄球菌等等。目前已知最

小的細菌只有 0.2 微米長，因此只能在顯微鏡下看到它們；而世界上最大的細菌可以用肉眼直接看見，有 0.2-0.6 毫米大，是一種叫納米比亞嗜硫珠菌的細菌。

病毒（virus）是由一個核酸分子（DNA 或 RNA）與蛋白質構成的非細胞形態，靠寄生生活介於生命體及非生命體之間的有機物種，它進入細胞後表現的 DNA 複製等新陳代謝確實是生命體的特徵，而離開細胞後它只是一個沒有生命的結晶體。大多數病毒的直徑在 10 ～ 300 納米（nm），一些絲狀病毒的長度可達 1,400nm，但其寬度卻只有約 80nm。大多數的病毒無法在光學顯微鏡下觀察到，而掃描或透射電子顯微鏡是觀察病毒顆粒形態的主要工具。病毒和細菌相比，二者的大小相差約 1,000 倍。

先有細菌還是先有病毒？

那麼到底是先有病毒還是先有細菌，這個問題到目前為止還是人類沒有搞清楚的事情。而目前關於病毒與細菌誰先起源，存在著多種說法：一種是說細菌先起源，原因是病毒無法獨立生存；一種是說病毒先起源，然後有細胞出現的時候就已經存在於細胞中，要不然病毒是怎麼出現的呢？還有一種是兩者同時起源。其實不論哪一種說法，都只是假設，只是在科學層面上的一種推理與假設。但是不論是哪一種假設，都不重要，重要的是地球存在的時候，這些細菌與病毒就已經存在了。

所以細菌和病毒的存在時間是按照億年為單位來計算的，而我們人類的存在時間，按照進化論的視角來看，就是推算到早期智人生活，距今也不過是 25 萬年至 4 萬年前。目前已知地球的年齡為 46 億年，已經知道地球上最

古老的岩石年齡為 43.74 億年。當然關於地球的年齡只是我們人類的假設與推算，到底是多少年目前也不得而知。同樣，達爾文的進化論也只是一種學術假設，關於人類的起源還有一種學科是基於宗教的創造論。但不論是哪一種理論，總之我們人類是沒有能力搞清楚過去的。

而人類發現病毒還只有 100 多年，歷史上第一個被發現的病毒是煙草花葉病病毒。1892 年，蘇聯科學家伊萬諾夫斯基在《關於煙草花葉病》一文中指出，煙草花葉病致病因數是一種體積遠小於細菌的化學物質。後來經過美國科學家杜加爾、斯坦利以及德國科學家古斯塔夫等人不斷的努力，終於搞清楚這是一種具有傳染性的蛋白質和 RNA 組成的複合體，是一種與細菌不相同的新型物質。

所以從這個角度來說，我們不要把人類想得太偉大，或者在地球上把自己看得太重要。我們甚至連人類自己的歷史真相都搞不清楚，包括近代歷史的真相，我們人類都無法搞清楚，我們今天所讀的歷史和所看到的歷史，很大一部分是後來人的改寫與杜撰，然後成為了歷史。例如從醫學層面來說，華佗到底是怎麼樣的存在？華佗到底是哪裡人？為什麼華佗能橫空出世，並且根據醫學史料的記載，華佗最拿手的竟然是外科手術。但是我們整個中醫的歷史上，華佗就跟三星堆文明一樣，是橫空出世的存在，之前我們沒有外科手術技術，之後很長一段時間也沒有，只到近代學習了西醫之後才發展出了外科手術。

但是不論是哪一種理論，至少告訴我們，細菌與病毒的起源遠比我們人類要早很多。所以從生命的本質來看，細菌與病毒才是所有生命的祖宗，是這個地球所有生命體的統治者。那麼細菌與病毒既然是統治者，他們的生存

經驗，變異經驗，鬥爭經驗就遠在我們人類之上，並且以我們人類肉眼不可見的方式存在於我們人類身邊。

從基因層次來看，在人類的基因組中竟然有高達 10 萬條片段來自病毒，這些病毒基因片段佔據了人類基因組的 8%，而編碼人類細胞所有蛋白質的序列僅佔據了基因組的 1.2% ～ 1.5%。沒有這些病毒基因片段，人類細胞也許無法正常工作。病毒在生態系統的平衡中起著舉足輕重的作用。在海洋裡，每秒鐘大約會發生 1023 次病毒感染，無論是小蝦還是鯨魚，都難逃病毒的攻擊，它們在死後所釋放出的物質和能量會成為其他生物的養料，有助於為動植物建立適宜的生存環境。

人類的基因為什麼會有病毒的片段？

為什麼病毒片段會嵌入在人類的基因中呢？很簡單，就是在人類與自然的磨合中，人類不斷地通過所謂的科學技術的創新，來不斷地拓展自己的生存邊界。人類生存邊界的拓展就不斷地擠壓細菌與病毒的生存空間，包括抗生素的濫用，以及藥物的過度使用。那麼病毒與細菌的生存空間在不斷地受到擠壓之後，為了生存下去，必然就會尋找跨宿主寄生。

那麼，這個概念其實也是我們人類搞不懂的。這樣說吧，我們人類今天在地球上生存下去，其實很多時候都是懵懵懂懂順其自然的就生老病死了。今天我們人類真正能搞清楚的事情非常少，就算是今天好像搞清楚的事情，到底是不是真的清楚，其實連人類自己也不清楚。我舉個例子，例如人類發明的抗生素，這是非常偉大的對抗細菌感染的發明，但是這種藥物使用之後，到底對人體與自然界帶來什麼樣的潛在影響，其實我們是不知道的。同

樣，對於自然界，對於生命的運行，人類知道的也是非常有限，例如跨類別的免疫屏障問題，這就是自然界很神奇的存在。不同的動植物身體都攜帶著不同的病毒與細菌，因為嚴格來說，地球上所有的生命體其實都只是細菌與病毒的寄生體。但是神奇的地方就在於，不同的動植物身上所攜帶的，所寄宿的不同的細菌與病毒，在正常情況下是不會發生跨宿主傳播的。

例如：老鼠身上攜帶了很多致命的病毒，但是貓可以生吃老鼠以及老鼠所攜帶的這些致命的病毒，還可以安然無恙。致命病毒大王蝙蝠，正常情況下我們人類跟他們接觸也是安全的，這些病毒也不會出現跨界傳播。我小時候就經常抓蝙蝠來，然後把他們關起來玩。因為那時候一方面沒有什麼玩具，二來對於這些生命科學與病毒方面的知識也不懂，就覺得好玩，根本就不知道蝙蝠身上攜帶了大量的致命病毒。可以說，我們人類就是生活在一個被細菌與病毒包圍的環境中。2022 年 1 月 26 日，科學家在 Science 上發文，題為《新危險？電腦在原有基因資料中發現 10 萬個新病毒》，指出關於未來疫情的線索可能隱藏在現有基因資料中。通過篩選空前規模的現有基因組資料，科學家們發現了近 13.2 萬個 RNA 病毒基因組。這只是我們目前推算出來的 13.2 萬個病毒基因組，其實大自然真正所存在的病毒數量遠超我們今天的認知，並且大部分都是人類未知的。

但是隨著人類不斷地想藉著自身的力量來改造地球，來拓展人類的生存邊界，就會不斷地擠壓與影響病毒的生存環境。本來部分病毒已經與動物宿主之間達成了默契，但由於人類的不恰當行為，最終導致了病毒在為了生存下去的情況下，就開始尋求跨宿主突變，就突破跨物種之間的免疫屏障，將宿主目標轉向於我們人類。於是就讓我們看到，在漫長的人與自然的較量中，病毒不斷地跨宿主突變到人類身上，人類又借助於免疫系統的力量來與

這些跨宿主病毒之間達成一種和諧的局面。所以每一次的跨宿主較量，最後人類生存下來的結果，從本質上來說就是一次病毒嵌入我們人類基因的結果。然後人類依靠自體免疫讓病毒片段嵌入進來，以此來形成免疫記憶，並建立和諧的共生模式。

但是不同的人種，免疫能力會不一樣，因為我們所攜帶的基因不一樣。所以這也就出現了這次面對新冠病毒的時候，至少有將近一半的人其實就是不會感染的，或者說感染都是很輕微的。為什麼呢？就是這些人的基因裡，或者說過去他們的祖先已經感染過相關的一些病毒，在基因裡已經形成了免疫識別能力。那麼從這個角度來說，到底是感染好，還是不感染好，這個真的很難說。從遺傳基因的角度來說，想要讓我們的基因具有更強的免疫能力，為了子孫好，那麼總要有一代人跟一些病毒進行較量，並讓這些病毒的基因嵌入我們的基因中，然後遺傳下去。從這個角度來說，一些孩子的免疫能力不好，其實是有基因遺傳性的。

7-2 ▶
神奇的免疫系統

什麼是先天性免疫？

那麼這裡就要講到免疫系統的問題了，這是非常神奇的存在。說到免疫系統就會想到白血球這個重要的免疫士兵，它會把入侵身體的外來物消滅

掉。當然除了白血球，我們的身體還有其他的保護機制。那麼我們的免疫防線到底有哪一些？其實人體的免疫系統由先天性免疫和後天性免疫兩部分所構成。這兩部分人體的免疫系統主要構成三道免疫防線，第一道防線和第二道防線屬於先天性免疫，第三道防線屬於後天性免疫，也叫特異性免疫。

那麼，什麼是先天性免疫？先天性免疫也叫做非專一性免疫，這類的免疫沒有針對性，不會針對某種特定的病原體，例如皮膚的角質層可以把外來物阻擋在皮膚外面，鼻腔裡面的黏膜和纖毛可以阻擋空氣中的雜質和病菌，防止外來物進入肺部，這些是最初步的身體防衛也是第一道防線，除了皮膚角質層分泌處的皮脂分泌物，汗液中都含有能殺死病菌的脂肪酸。

我們人體的第一道免疫防線，簡單來說就是皮膚和黏膜。人類保護自己的方式首先是防禦，通過皮膚和黏膜使人體形成一個相對密閉的系統，當有害物質將要侵入人體時，皮膚和黏膜將外界致病因素阻擋在體外。包括我們的汗液、唾液、眼淚，胃黏膜分泌的胃酸和生殖結構表面的黏液都含有殺菌的功能，當我們的皮膚出現傷口時，表面的血液凝固成血塊，阻止了病菌從傷口上進入血液，這也是很重要的防衛。這些就是我們人體的第一道防線，有時候一些有害的微生物攻破了第一道防線進入到人體裡面，這時我們的身體就會啟動第二道防線，那就是吞噬作用和炎症反應。

因此，我們人體的第二道免疫防線就是殺菌物質和吞噬細胞。黏膜表面和人體內部總是有著殺菌物質和吞噬細胞在「巡邏」，防範病原體的入侵。以溶菌酶來舉例，它能夠破壞細菌的細胞壁，導致細胞壁破裂內容物逸出而使細菌溶解，還可與帶負電荷的病毒蛋白直接結合，與 DNA、RNA、脫輔基蛋白形成複鹽，使病毒失活。因此，這種酶具有抗菌、消炎、抗病毒等作

用。第二道防線有幾種白血球參與，包括自然殺手細胞、樹突細胞和屬於吞噬細胞的肥大細胞、巨噬細胞、嗜酸性白血球、嗜中性白血球。

例如我們平時，不小心在皮膚上刮出了一道小傷口，結果傷口漸漸化膿，又紅又腫又痛，這其實就是炎症反應，這是因為細菌成功突破了第一道防線，通過傷口進入了身體。這時受感染部位的細胞會分泌組織胺，組織胺引起血管舒張來創造更大的空間，讓更多的血液能夠流入這裡，把大量的組織液和吞噬細胞送到受感染的組織，造成炎症反應。

之後我們的皮膚就會出現紅腫、發熱、疼痛的現象，來到這裡的吞噬細胞能直接吞噬病菌，再利用酶把病菌分解掉，在有必要時樹突細胞就會出動，他們能和負責第三道防線的免疫細胞進行溝通。

什麼是後天性免疫？

第三道免疫防線則是後天性免疫的角色，由於第一道防線和第二道防線都沒有專一性，他們會盡最大的能力去應付所有的外來物，所以也叫做非專一性免疫，屬於先天性免疫。簡單來說，所謂的先天免疫就是我們出生時就已經擁有的免疫方式。而後天免疫，也就是特異性免疫，這道免疫系統則是需要後天來啟動。這道免疫系統有多強大，目前誰也不知道，但是我們知道的是在小時候啟動的越廣泛，整體的免疫能力就越強大。

那麼到底什麼是後天免疫呢？就是當強大的病原體突破了前兩道先天性免疫防線後，這道免疫系統才會開始啟動。後天免疫系統是一道更強大的免疫系統，就是所有人體不認識的病毒、細菌等，即人體免疫系統不認識的異物入侵的時候，我們的先天免疫系統的防線抵禦不了的時候，那麼這個時候

吞噬細胞的吞噬和特殊的免疫細胞（T 細胞）就會分析、識別，身體就會生產出可以特異性識別入侵物的抗體，抗體可以讓病原體粘連在一起不再具有入侵性，最終暴露在細胞間的病原菌會被殺滅。但入侵了細胞的病毒是否安全了呢？不是，人體可以精妙地識別哪個細胞被病毒感染了，進而派出「殺手」殺死被感染的細胞，釋放細胞內部的病毒，供抗原消滅。

或者說有太多的病原體進入了細胞，先天性免疫來不及消滅所有的病菌，這時病原體可能會透過我們的血液和淋巴液的迴圈去到身體的不同地方，並且繁殖。當數量多到一定的程度後，我們就生病了，這時就輪到在第三道防線工作的免疫細胞出動，也就是我們的後天免疫啟動，主要參與後天性免疫的細胞有 b 細胞和 t 細胞，他們都是淋巴細胞，在輔助性 t 細胞的作用下，活化了 b 細胞和殺手 t 細胞，殺手 t 細胞負責應付受感染的細胞，而 b 細胞會根據病原體表面的蛋白質，也就是抗原量身定製出相對的抗體，抗體也是一種蛋白質，叫做免疫球蛋白。

在這裡要注意的是，抗原是病原體表面的特定蛋白質，抗體是我們身體製造出來的免疫球蛋白。所以我們就會說，在一些人免疫力低下的時候，就給他們注射免疫球蛋白來提高免疫能力，就是這個原理。我們的身體非常奇妙，會根據抗原製造出對應的免疫球蛋白，這個抗原就是指病原體表面的特定蛋白質。所以簡單來說，就是我們的免疫系統會根據不同的病毒或細菌，自動地製造與合成出針對性的免疫球蛋白，也就是針對性的抗體。

所以人體的這道免疫系統所產生的抗體是具有專一性、針對性的，只能黏在同一個種類的抗原上，抗原和抗體的關係就像腳和鞋子，37 號的鞋子只有特定的一群人才穿得上，其他人穿不是太大，就是太小，根本不適合。那麼這個跟人工免疫就有很大的不同。所謂的人工免疫也就是疫苗免疫，其

實就像是生產鞋子，本來應該是要根據不同的使用環境，以及不同的個體生產不同功能的鞋子。但是人工免疫不是，他可能就是生產涼鞋，或者就是生產雨鞋，然後就是統一生產 45 號的，不論你是要穿著去爬山，還是跑步，不管是冬天還是晴天，也不管你的腳是 37 號，還是 48 號，反正統一的就是這樣的款式，這樣的尺吋。所以經常會出現穿了這鞋子，反而走路就會摔跤，就會干擾免疫系統的正常識別能力。

與自然博弈的最強力量

可以說，人體的這道後天免疫系統是非常強大的。人類的祖先就是依靠這道免疫系統，在人與自然的博弈中，不斷地啟動我們的後天免疫系統，然後就這樣存活了下來。可能再給人類幾個世紀，我們依然搞不懂這個強大的，如此智慧的後天免疫系統。後天免疫系統會根據不同的病原體來製造出針對性的抗體，有一些抗體具有凝集素的作用，與抗原結合後把抗原凝集在一起，讓病菌不能繁殖，也不能進入身體的組織細胞，有些是以抗毒素的形式來綜合病原體產生的毒素，有的是以調理素的形式粘在病原體上，這三種方式，最終都是吸引吞噬細胞過來把病原體消滅掉。還有一些能分泌溶體素來分解病原體，破壞病原體的細胞，當病原體被消滅後，我們的身體也漸漸地康復了。其實這些都還只是人類研究中已經知道的部分，還有很多是我們未知的部分。

總結來說，先天性免疫包括皮膚屏障、吞噬作用和炎症反應，在我們的血液中會有吞噬細胞在「巡邏」，當遇到有害病菌時就直接把外來物吞噬分解，所以先天性免疫處理外來物的速度比較快，整個過程不會產生免疫機制。

當病菌入侵組織細胞時，受感染的細胞會釋放組織胺，來增強身體對外來物的免疫反應，後天性免疫則需要一些時間來製造出對應的具有專一性、針對性的抗體，所以會花費比較長的時間。這就是為什麼我們打了疫苗還需要等上一段時間我們的身體才會對該病毒產生免疫，就是我們的後天免疫系統要對疫苗這種外來物產生識別，並且製造出針對性的抗體從而形成記憶。而主要參與後天性免疫的細胞是 b 淋巴細胞和 t 淋巴細胞，b 淋巴細胞主要處理還在細胞外或血液中的病原體，而 t 淋巴細胞主要針對處理受感染的細胞，免疫細胞在製造抗體的同時也會存檔這個病毒的資料產生免疫記憶。

如果未來有一天同一種病菌又再一次入侵時，免疫系統就能用比較短的時間來消滅病原體了。因此，後天免疫系統不僅形成記憶，而且一旦被啟動之後，就會將這種記憶儲存自骨髓中，這種記憶是終身性的。其實有些人的身體會對塵蟎、花粉，某種食物敏感，接觸後會打噴嚏、皮膚癢等等，這是因為我們的身體誤會了，以為他們和細菌病毒一樣是外來的微生物，那麼這個叫做過敏反應。

7-3
人體免疫與發燒之謎

我們為什麼會發燒？

我們為什麼感染了，或者出現炎症了會生病，人體會出現乏力、疲倦需要休息的情況？或者說人一旦生病了，就像機器一樣就會停下來了，為什麼

呢？包括我們看小孩子，一旦他不活蹦亂跳了，萎靡了，這個孩子基本上就生病了，為什麼呢？原因非常簡單，就是我們的身體要啟動後天免疫反應系統了，這個系統一旦啟動就會耗費大量的能力。所以這個時候就要讓身體其他消耗能量的機體盡可能地停下來，以減少不必要的消耗，讓身體調動大部分的能量去對付外來的病毒與細菌，或者說是對付病原體。

那麼為什麼生病了很多時候會發燒呢？正常情況下，一個健康的人的體溫是一個恒定的數值。根據個體情況的不同，人體的體溫是有差異的，即使是同一個人，在不同環境、不同時間、不同身體狀態下的體溫也不完全一樣，甚至一天之內都會有變化。在身體不同部位測得的體溫也不一致。通常口腔溫度在攝氏 36.1 ～ 37.5 度之間通常被認為是正常的，腋下溫度偏低約 0.3 度，肛門溫度則偏高約 0.5 度。

因此，明確的對人體的體溫確定一個統一的標準是不科學的，但我們既然屬於恒溫動物，體溫的變化還是受到了嚴格的調控。這個調控中心位於大腦內一個叫視丘下部的區域，它透過兩個途徑收集體溫變化的資訊，再發出升溫或降溫的命令。一個途徑是從皮膚上的熱、冷感受器送來的信號，這些感受器極其敏感，只要溫度升高 0.007 攝氏度或降低 0.012 攝氏度，它們就能覺察到。另一個途徑是直接感受流經視丘下部的血液溫度。如果視丘下部覺得體溫過高，就會發出信號，讓身體做出降溫反應。體內熱量主要是新陳代謝過程產生的，減少新陳代謝就可減少熱量的來源，讓皮膚血管舒張、出汗則能增加熱量的散發。反之，如果覺得體溫過低，就會增加新陳代謝製造熱量，讓皮膚血管收縮，或用顫抖的方式讓肌肉運動產生熱量。

有時體溫會高到超出了正常範圍，這時我們就知道自己發燒，生病了。其實發燒本身不是病，而是生病的一種症狀。有很多種原因能夠導致發燒，

最常見的是病菌、病毒感染。這些病原體進入體內後，引起了一連串反應。它們遇到血液中的巨噬細胞（一種白細胞），刺激它釋放白細胞介素之類的細胞因數。這些細胞因數隨著血液迴圈到了體溫調控中心，刺激那裡的細胞釋放出前列腺素 E2。前列腺 E2 會使感熱神經元的放電速率降低，或者説，把「正常體溫」的設定值給調高了，讓身體覺得體內熱量不足，於是就要增加產熱和減少散熱。肌肉運動是增加產熱的一種快速方法，因此發燒的人會不由自主地顫抖。為了減少散熱，皮膚的血管收縮，那裡的血液被送到體內深處，因此發燒的人會覺得發冷。撲熱息痛（對乙醯氨基酚）、阿斯匹靈（乙醯水楊酸）等藥物能夠抑制前列腺素 E2 的合成，因此它們是很有效的退燒藥。

吃了退燒藥，或者病好了，燒退了，體溫設定值恢復正常，但是這個時候身體要把多餘的熱量散發出去，就會出汗。所以退燒會導致出汗，但是許多人卻倒因為果，誤以為是出汗導致了退燒，因而在民間流行著這樣的方法：發燒後多穿衣服、多蓋被子，悶出汗來病就會好。其實這是錯誤的方式，尤其是對於小孩子，發燒了就要使用物理降溫的方法，而不是蓋被子，給小孩子蓋被子，很容易會導致燒壞了。

因此，發燒其實是人體在遇到病原體入侵時產生的一種正常的生理反應。哺乳動物、爬行動物、兩棲動物、魚類和一些無脊椎動物在感染了病原體後，都會出現類似發燒的反應。但是唾液具有非常好的免疫效應，因為唾液中含有免疫球蛋白和乳鐵蛋白等增強免疫能力的成分，所以我們就看到一些動物受傷了之後，他們就會卷縮在那裡，然後不斷地用舌頭舔自己的傷口。我們看到過去農村裡一些老人，看到小孩子被蚊子咬了之後，就用口水塗在上面，你要問原因他們根本講不出來。不像我今天可以告訴大家這個背

後的原因，是因為唾液裡含有免疫球蛋白，所以有免疫作用。但是他們就是會這樣做，我們可以理解為這是動物的本能反應。

如何提高我們的體溫？

那麼發燒是不是進化而來的一種抵禦病原體的有效方法呢？它在總體上對身體是有益的嗎？理論上，體溫升高能加速某些免疫反應，會提高身體的免疫能力，例如能加速白細胞的增殖和運動，增強巨噬細胞吞噬病原體的能力，並能抑制某些對溫度敏感的病原體的增殖等等，這些都有助於身體的康復。動物實驗支援這一猜測。讓蜥蜴感染病菌，體溫較高的，則生存率也較高。人為升高老鼠、兔子、豬、狗等哺乳動物的體溫，發現它們對某些病毒、病菌的抵抗力增加了。初步的人體臨床試驗也表明發燒可能有些好處。例如，小孩患水痘，從發燒、出疹到完全結痂，大約要 1 周，如果用撲熱息痛退燒和用安慰劑相比，這個病程要多一天。成人患普通感冒後服用阿斯匹靈，鼻涕裡感冒病毒的量要比服用安慰劑的人多。所以不論是成人還是小孩子，面對發燒的時候不要緊張。

俗話說：「冷底是百病之源。」身體冰冷其實是代表體內的血液迴圈能力差，所以氧氣、營養素和荷爾蒙等人體所需物質的運送不佳。體溫降低一度，基礎代謝大概會下降 12％，會加速老化、熱量消耗緩慢，所以就變得不容易瘦下來。

低體溫會連帶讓內臟和免疫的功能變差，據研究體溫降低一度，免疫力會降低 30％！例如：內臟功能也會因為體溫低變得遲鈍，吃進去的食物無法完全消化，熱量吸收不足，就會讓人感覺倦怠、疲勞、沒有食欲。體溫降

低，酵素分泌量就會減少，使免疫細胞的熱量來源不足，活動變遲鈍，抵抗力下降，嚴重時將無法對抗體內產生的癌細胞，引發癌症。據研究的證據顯示，癌細胞在 36 度以下的低體溫狀態，增殖最為旺盛。

上面說到體溫下降一度，免疫力降低 30％，那體溫上升一度，免疫力能提高多少呢？據研究報告指出，體溫上升一度，免疫力可以提高 500％～600％，也就是五倍以上。所以，感冒時發燒會讓體溫上升，就是增加身體防衛病毒的一種免疫反應。簡單來說，低體溫是免疫系統下降及荷爾蒙分泌異常的指標；如果體溫正常，就代表體內免疫系統和荷爾蒙的分泌都很正常；而體溫上升的狀態，主要是讓免疫系統能正常運作，加強抵抗致病物的能力，加速細胞修復，調節體內荷爾蒙平衡，解除體內異常的疾病狀態。而現代人，因為經常性地使用空調，以及冷飲，包括女性為了證明自己身材的美感而少穿衣服，這些因素就導致身體體溫普遍性的下降。

那麼怎麼樣能夠提升體溫呢？我們就需要知道人體體溫是哪個部位可以最有效的產生熱量，那就是肌肉。肌肉是人體最大的生產熱量組織，因此「鍛鍊肌肉」可以提高體溫。女性的肌力較差，所以手腳冰冷的女性比男性多。研究指出，隨著歲月流逝，人的基礎代謝率下降，能量消耗減少，平均每十年會下降 3%，因此可以知道為何青少年比較不怕冷。

那麼什麼時候運動最有效呢？就是在體溫比較低的時段。這是哪個時段呢？人體體溫通常是在上午最低，這也就是我們如果要拉筋，通常上午是最難拉的原因。因此，我們要在上午進行運動，上午運動可以使交感神經發生作用，提升體溫 0.8 ～ 1 度左右。

　　當然，如果體溫過高也是有害的。如果是高燒（肛門溫度高於攝氏 41 度），會對細胞、組織造成損傷，也可能導致身體喪失了對體溫的調控。當體溫達到 42 度時，感熱神經元的放電速率達到了最高峰，感冷神經元的放電速率則跌到了最低谷，無法對體溫做進一步的調控。因此一旦發高燒，會很危險，必須立即採取手段讓體溫下降。

　　但是如果是一般的發燒，卻未必就要急著吃藥退燒。一般來說，吃退燒藥只是讓病人覺得舒服一些，無助於身體康復，反而可能還會有所延誤。至於「××退熱顆粒」、「××清熱顆粒」之類的傳統藥物，連是否真有退燒的療效都很值得懷疑，服用它們更是有害無益。或者說，只是一種心理作用。

MEMO

MEMO

博碩文化

博碩文化